MON CORPS, MA PRISON

MON CORPS, MA PRISON

RICHARD MARSH
& JEFF HUDSON

Traduction de l'anglais
par Benoît Domis

City
Document

Publié en Grande-Bretagne sous
le titre *Locked in* par Piatkus.

Couverture : Studio City
ISBN : 978-2-8246-0888-4
Code Hachette : 85 0216 2

Collection dirigée par Christian English & Frédéric Thibaud
Catalogue et manuscrits : city-editions.com

Dépôt légal : Janvier 2017
Imprimé en France par France Quercy, 46090 Mercuès - n° 70004/

Ce livre est dédié à Lili, à mes filles
et à tous les amis qui ont joué
un rôle crucial dans ma guérison.

Prologue

Ne faites pas ça

Ne faites pas ça ! Je vous en supplie. S'il vous plaît, ne me tuez pas !

Il n'y a pas de mystère. L'homme en blouse blanche veut mettre un terme à ma vie. Il a été parfaitement clair sur ce point. Il sait comment faire et il est prêt à agir sans hésiter. Je hurle à pleins poumons, mais il ne semble pas y attacher d'importance. Je l'implore de me laisser vivre, mais il s'en moque. Il se comporte comme si je n'étais même pas là.

Pire, la seule personne au monde susceptible de l'arrêter m'a promis deux ans plus tôt qu'elle ne tenterait jamais de le faire...

1

Je crois que j'ai une attaque

Il fait si sombre. Et quel silence ! On est sans doute en pleine nuit.

Mais alors, pourquoi ai-je aussi chaud ?

Je suis dans mon lit ; je suis brûlant. Je ne connais rien de pire comme sensation. J'ai toujours détesté ça. Depuis l'enfance. C'est l'inconvénient, quand on grandit dans un désert...

C'était un mercredi. Je ne pensais pas mourir ce jour-là. Personne ne s'attend à mourir un mercredi.

Et certainement pas en faisant ce boulot.

J'étais prof dans un lycée et, à soixante ans, je pétais la forme. Mon travail à temps partiel me laissait le loisir de faire des virées avec ma Harley, de jouer de la guitare et de m'occuper de mon potager – que des passe-temps solitaires. J'attachais une grande importance à ma santé. Je cuisinais les produits de mon jardin, j'évitais les graisses saturées et le prêt-à-manger sous toutes ses formes, et je faisais de l'exercice quotidiennement depuis plus de quarante ans – c'était même comme ça que j'avais rencontré ma femme, Lili. Et si on avait parfois pu me qualifier d'impétueux, je n'avais rien d'un casse-cou. Je ne poussais jamais ma Harley au maximum des capacités de ses 1 360 cc – de loin pas – malgré la voix de mon ami d'enfance Robert « Evel » Knievel qui, à chacune de nos virées, résonnait dans mes oreilles, m'incitant à mettre les gaz. J'avais une vie agréable, confortable et *tranquille*. Après la profession que j'avais exercée, enseigner était une bénédiction.

Pendant vingt-cinq ans, il en avait été tout autrement. J'avais commencé ma carrière comme policier dans la vallée de Napa, en Californie, puis au cap Cod, dans le Massachusetts, avant de devenir shérif du comté de Clay, dans le Nebraska, et ma vie n'avait vraiment rien eu d'une promenade de santé ! Entre les poursuites en voiture à vive allure, les confrontations avec des criminels armés ou les incursions au cœur du territoire des gangs pour procéder à une arrestation, j'avais risqué ma peau pour le bien de la communauté chaque fois que j'enfilais mon uniforme, comme tous mes collègues. Dans le feu de l'action, je n'avais jamais pensé au danger. Peut-être que ça m'avait même un peu excité. Rien ne vaut la montée d'adrénaline qu'on ressent quand on essuie les tirs d'un suspect et que les renforts se font attendre.

Mais le métier de policier est une activité qui convient surtout à un jeune homme. Je l'ai toujours su. Après vingt ans de ce régime, si on est encore en vie, c'est le moment de raccrocher, et c'est ce que j'avais fait. J'avais cinquante-cinq ans, et j'avais réussi ; j'avais fait mon temps et m'en étais sorti sans une égratignure. Je pensais même avoir servi à quelque chose. J'étais prêt pour un nouveau départ, une existence plus tranquille. J'ignorais alors, après toutes ces années où j'avais côtoyé la mort au quotidien, que la plus grande menace de ma vie viendrait de mon propre corps.

Quelle heure est-il ? Cette chaleur est insupportable.

Je ne vois pas le réveil sur ma table de nuit. Peut-être qu'il y a eu une coupure de courant. Ça expliquerait l'obscurité dehors. Normalement, je distingue les réverbères, même à travers les rideaux.

Quand je tente de balancer mes jambes hors du lit, je m'aperçois que je ne peux pas bouger. Intéressant. Ne serais-je pas vraiment réveillé ? Les ténèbres, cette chaleur et ce silence ne seraient alors que les fruits de mon imagination. C'est juste un rêve. Au réveil, tout ira bien...

Quitter la police – ou l'armée, d'ailleurs – n'est pas sans poser certains problèmes. Je voulais continuer à travailler, mais je craignais que le monde civil n'ait rien à m'offrir pour combler le vide créé au moment où j'avais rendu ma plaque. Par pure coïncidence, Randy Fitt, l'homme qui m'avait trouvé un poste dans la police de la vallée de Napa des années plus tôt, avait repris contact avec moi.

« Le lycée de Napa cherche un professeur de criminalistique, m'a-t-il dit, toujours au fait de tout ce qui concernait la police dans la région.

— Pourquoi tu me parles de ça ?

— Je pense que tu devrais présenter ta candidature. Histoire de faire travailler un peu tes méninges.

— Je ne sais pas, Randy. Ça ne paye pas des masses dans l'enseignement, à ce qu'on dit.

— Alors, fais-le pour ton bien ! »

J'avais raison à propos de l'argent ; pourtant, j'ai été largement récompensé de mes efforts, mais de façon différente. J'avais commencé et terminé ma carrière dans la police à Napa, mais pendant les années où j'avais quitté la ville, les gangs en avaient pris le contrôle. En particulier les Norteños – dont les membres se distinguaient par leur couleur, le rouge – du nord de la région, et les Sureños, du sud, qui se paraient de bleu. Agressions, vols, meurtres… rien ne leur faisait peur. Chaque fois que je passais les menottes à un suspect, le peu de sympathie que j'éprouvais encore à leur égard s'évaporait.

Puis je suis entré au lycée de Napa, mon premier jour en qualité de prof, et c'est moi qui ai appris une leçon précieuse, alors que mon passé entrait en collision avec mon avenir.

On m'avait indiqué une salle de classe au bout d'un couloir où m'attendaient une trentaine de jeunes âgés de seize ans. Trop tard pour reculer : j'étais mort de trouille. Un gang armé jusqu'aux dents, pas de problème. Mais des ados ? Qu'est-ce qui m'avait pris d'accepter ? Enfin, je suis arrivé devant la salle ; j'ai respiré à fond et j'ai ouvert la porte.

Ensuite, je suis resté cloué sur place.

Tous mes réflexes de flic sont revenus en un instant, alors que j'envisageais déjà de me replier dans le couloir, de dégainer mon arme et d'allumer ma radio pour appeler des renforts.

« Requiers assistance *immédiate*. Situation potentiellement explosive entre membres de gangs ; ils sont nombreux. »

Puis j'ai regardé à nouveau. Je ne rêvais pas : le fond de la classe était entièrement occupé par des jeunes portant des bandanas rouges, tandis que la première rangée n'était qu'un océan de bleu. Tous appartenaient à ces bandes qui m'avaient donné tant de fil à retordre pendant toutes ces années. Mais ici, maintenant, ils étaient simplement des ados à l'école.

Et ils étaient venus assister à mon cours.

Peut-être pour la première fois de ma vie, j'ai compris la nature du problème que posaient les Sureños et les Norteños aux forces de l'ordre. Ils n'étaient que des gamins, du moins au moment de rejoindre les gangs. Ils partageaient la même salle de classe, ils avaient leurs petites cliques à la cantine le midi et ils traînaient ensemble après les cours. Mais c'était juste des jeunes en quête de sens. Si la police n'était pas capable de le leur donner, peut-être que le système éducatif y parviendrait.

J'ai su que j'avais pris la bonne décision, et pas seulement pour mon propre bien.

Je suis de nouveau au service de la communauté. Je vais réellement changer les choses.

Ce n'est pas un rêve. Mais quoi alors ? Tout est confus. Je ne suis pas bien, apparemment. Ça expliquerait que je ne voie rien. J'ai peut-être été blessé ?

Après tout, je suis flic. Le danger fait partie du boulot. J'aurais pris une balle ?

Une minute. C'est n'importe quoi. J'ai quitté la police depuis des années. À moins que... Si ça se trouve, je ne suis pas vraiment parti ; j'ai peut-être été tué au feu ?

Est-ce que je suis vivant ? mort ?

Tout avait commencé la veille, le mardi 19 mai 2009. Lili et moi vaquions à nos occupations. Une des choses que j'aimais chez elle – parmi d'autres – c'était qu'elle avait choisi de consacrer sa vie au service de la communauté. Quand j'avais fait sa connaissance quatre ans plus tôt, elle était sage-femme et mettait au monde des enfants ; à présent, elle s'occupait de patients à l'autre extrémité du spectre des âges, comme infirmière au Centre de soins palliatifs de la vallée de Napa. Entre-temps, elle avait travaillé dans notre clinique locale. Elle avait assisté tellement de gens, au début comme à la fin de leur vie. J'aimais ça chez elle. Elle appréciait le fait que, d'une certaine façon, je me charge d'eux dans l'intervalle. À nous deux, nous couvrions toutes les tranches d'âge.

J'avais cours le mardi. Comme le lundi, mercredi, jeudi et vendredi. Alors que je me réveillais, j'ai entendu Lili rentrer de sa séance de gym matinale. C'était normal. Je me suis préparé un petit-déjeuner, j'ai pris une douche et me suis affairé dans la maison jusqu'à ce qu'il soit l'heure pour nous deux d'aller au travail. Le centre de soins palliatifs se trouvait à environ trois kilomètres de chez nous, le lycée à peu près à la même distance dans la direction opposée. Lili est partie en voiture, une magnifique Mustang rouge ; moi, j'ai pris ma Harley, comme d'habitude. Quelques kilomètres permettent à peine au moteur de chauffer, mais aller au travail en deux-roues me fait plaisir. J'ai possédé des motos toute ma vie, et c'était plutôt cool de se pointer en Harley. Certains gamins me regardaient arriver en écarquillant les yeux ; les autres m'observaient subrepticement, lorsqu'ils pensaient que je ne les remarquais pas. Mais tout le monde m'entendait faire mon entrée, j'en étais sûr. Difficile d'ignorer une Harley.

Dans la salle des profs, j'ai vérifié si j'avais des messages, puis j'ai bu un café en compagnie de quelques collègues, avant de parcourir mes notes pour le cours de la matinée. La routine.

Ensuite, j'ai remonté le couloir, j'ai ouvert la porte de ma salle d'un coup sec et j'ai préparé mes transparents, mes cassettes vidéo et des flacons remplis d'un épais liquide rouge foncé. J'avais prévu des travaux pratiques. Nous allions recréer les traces de sang de scènes de crime réelles et chercher des indices grâce aux éclaboussures.

S'agissait-il de projection à vélocité basse ou élevée ? Quel type de sang observions-nous ? Que pouvions-nous en déduire ? Mieux qu'un épisode des *Experts* ! Si mes élèves se révélaient à moitié aussi enthousiastes que moi, ce cours serait une réussite.

Ils ont adoré. Il y avait du faux sang partout. Sur les pupitres, dans les livres et sur leurs vêtements, mais personne ne s'en est plaint. Même pas les Sureños – et s'il y a un groupe qui n'aime pas porter du rouge, c'est bien eux.

Les éclaboussures peuvent nous apprendre tant de choses – angle du tir, vélocité de la victime par rapport à l'auteur du crime, positions respectives des protagonistes, etc. Grâce à la couleur et à la texture du sang, on peut même aller jusqu'à émettre une hypothèse sur l'heure du crime. Tir de précision à distance ou à bout portant, victime sur la défensive ou en position d'attaque, autodéfense ou non.

« Avec ces indices, vous n'avez besoin de rien de plus, leur ai-je expliqué. Les réponses aux questions que vous vous posez sont là si vous savez où regarder. »

Et je savais où regarder. En fait, le sang n'avait pas de secret pour moi. J'en étais intimement convaincu. J'en avais vu au plafond, j'en avais vu sur des voies de chemin de fer, j'avais vu des appartements entiers repeints avec. J'avais vu des hommes qui en avaient tellement perdu qu'ils semblaient creux. J'avais vu des cœurs sur le trottoir, de la cervelle aux fenêtres. J'avais vu du sang sur les murs, les portes, les gens, les animaux de compagnie. J'avais tout vu.

Du moins le pensais-je.

Il n'y avait qu'un scénario que je n'avais pas abordé avec ma classe. Une scène de crime que j'avais omise. Celle où il n'y a pas d'éclaboussures. Celle où le sang, resté à l'intérieur du corps de la victime, attaque sans pitié et sans raison.

Dans moins de vingt-quatre heures, ce scénario allait me devenir terriblement familier, bien plus que je n'aurais jamais souhaité.

Je viens juste de voir une lueur vacillante, j'en suis pratiquement sûr. Une étincelle, en tout cas. Quelque chose devant moi gagne en netteté. Mes yeux s'adaptent-ils simplement à l'obscurité ou fait-il réellement plus clair ?

J'entends quelque chose aussi. Des voix, des gens.

Je parviens presque à distinguer une forme devant moi. Ma femme ? Est-ce pour cette raison qu'elle n'est pas allongée à côté de moi ?

C'est elle. C'est Lili. Mais avec qui est-elle ? Et que font-ils dans notre chambre ?

Trop tard. Les ténèbres sont de retour et je...

Veux...

Dormir...

J'étais anormalement grincheux ce mardi-là. Je me rappelle avoir été brusque avec les élèves – au point de m'en irriter moi-même. Quand on fait des travaux pratiques – salissants, qui plus est – il faut s'attendre à des retombées. Niveau de bruit, excitation, comportement : tout monte d'un cran. D'habitude, je maîtrisais la situation en exploitant cette exubérance de manière positive. Mais ce mardi-là, dès qu'un élève parlait de façon déplacée, je tentais de lui clouer le bec. Et pour une raison quelconque, ça m'a vraiment déplu de les voir se mettre à ranger leurs livres avant la cloche de midi. J'ai senti que je commençais à bouillir.

Pourquoi ? Ça ne me ressemblait pas. Je n'aimais pas ça. Ce n'était pas ma manière d'enseigner.

Ce n'était pas *normal.*

Drrrriiing.

Sauvé par le gong. Littéralement. Les gamins se sont dirigés vers la cantine, les rouges d'un côté, les bleus de l'autre – ce que je venais de leur montrer n'avait visiblement pas suffi à leur couper l'appétit –, et je me préparais à partir, ayant déjà tout oublié. Je ne donnais qu'un cours le mardi. J'avais mon après-midi de libre. Juste quelques courses à faire avant de rentrer. Que rêver de mieux ? Le soleil californien me tapait dans le dos et je chevauchais ma Harley avec insouciance dans Jefferson Street.

Quelques années plus tôt, j'aurais ronchonné à la perspective de devoir faire la tournée des magasins du coin. Mais Lili avait un emploi du temps bien plus chargé que le mien, et j'étais beaucoup moins stressé depuis que j'avais quitté la police pour l'enseignement. J'avais donc pris l'habitude de faire les courses ; et puis ça me permettait de faire un tour en bécane.

J'aurais pu me laisser tenter par une escapade vers l'autoroute et les montagnes – l'occasion de pousser la Harley à fond ; Evel aurait été fier de moi –, mais rentrer au bercail me procurait autant de satisfaction. East Avenue traverse Napa du nord au sud. C'est l'artère principale du quartier d'Alta Heights, il lui arrive donc d'être encombrée. Mais tandis que je mettais mon clignotant pour tourner dans notre allée, je ne faisais pas attention à la circulation. Je n'avais d'yeux que pour ce chêne magnifique, au moins aussi âgé que notre maison construite soixante-dix ans plus tôt, et derrière lui les lavandes et les rosiers en fleurs. J'ai souri.

Que la nature est belle.

Autant j'aimais me balader à moto, autant je me réjouissais à la perspective de m'occuper de mon potager derrière la maison pendant les deux prochaines heures.

Je ne m'étais jamais rendu compte à quel point j'appréciais ma propre compagnie avant que Lili ne m'en fasse la remarque, peu après notre première rencontre. Elle m'avait dit qu'elle n'avait jamais connu quelqu'un d'aussi bien dans sa peau. Même au travail, c'était juste moi dans une voiture de patrouille ou moi dans une salle de classe.

« Tu n'as vraiment besoin de personne, n'est-ce pas ? m'avait taquiné Lili.

— Si. De toi.

— Ha ! on verra. »

Je songeais à ça de temps à autre, généralement après avoir passé deux ou trois heures sans contact avec un autre être humain – sans m'en porter plus mal. Je crois que c'est bon pour l'âme d'être seul parfois, perdu dans ses propres pensées. Mais même un solitaire a besoin d'une compagne.

Quand Lili est rentrée, elle a pris une douche et m'a rejoint pour le dîner que j'avais préparé.

« Qu'est-ce que je deviendrais sans toi ? » a-t-elle dit, m'embrassant alors qu'elle prenait place à table.

Le précédent propriétaire avait complètement réaménagé la maison, transformant une série de petites pièces en un espace ouvert plus vaste. Depuis ma chaise, je voyais la cuisine et le salon. Malgré une surface plutôt réduite, l'ensemble avait l'air spacieux et accueillant.

Après manger, Lili a allumé la télévision et j'ai pris un livre – une autre occupation solitaire dont je ne pouvais pas me passer. Une soirée parfaite – une de plus. Vers vingt heures, Lili a décidé d'aller se coucher – le prix à payer, à force de se lever à quatre heures chaque matin pour aller à la gym avant le travail. J'ai continué à lire encore deux heures – une dizaine de chapitres – avant de la rejoindre.

À part ces quelques bricoles qui m'avaient irrité avec mes élèves, ç'avait été un mardi comme les autres. Rien de bien excitant, mais à soixante ans, je ne demandais pas plus.

Il y a une lumière au bout du tunnel. La lueur vacillante est de retour. Je la vois au loin, par intermittence. Elle me guide. Je veux en voir plus.

J'aimerais comprendre ce qui se passe. Est-ce que ma femme est toujours là ? Est-ce qu'elle me protège ? Suis-je en sécurité ?

Ou bien cette lumière au bout du tunnel est-elle l'avant d'un train sur le point de m'écraser ?

Parfois, j'entends sonner le réveil de Lili, pas toujours. À quatre heures du matin, ce mercredi 20 mai 2009, je dormais à poings fermés.

Une odeur de café flottait dans l'air depuis le coin salon ; c'est la première chose que je remarquai quand j'ai commencé à remuer dans mon lit. J'ai souri.

Lili est probablement revenue de son cours de gym.

Le bruit des bols et des couverts entrechoqués dans la cuisine m'a confirmé cette hypothèse. Me forçant à ouvrir les yeux, j'ai vu que le réveil indiquait 6 h 45. Pour moi aussi, il était l'heure de se lever.

Se doucher est un des grands plaisirs de la vie moderne, mais se raser est une véritable corvée à laquelle je me livre quotidiennement depuis quarante-cinq ans sans qu'elle soit jamais devenue plus agréable. Mais cette fois, alors que je regardais dans le miroir embué de la salle de bain, ç'a été pire que d'habitude. Quelque chose clochait.

Je n'étais pas dans mon état normal.

Je me suis creusé la cervelle pour comprendre la nature du problème. *J'ai de nouveau dû prendre ma douche beaucoup trop chaude.* Voilà l'explication pour ce bref vertige.

Mais alors que j'aspergeais d'eau froide ma peau lisse comme celle d'un bébé, je me suis aperçu que ce que je ressentais aujourd'hui n'avait rien de familier. Je n'étais pas étourdi ou nauséeux. Je n'avais mal nulle part. Mais quelque chose ne collait pas. Je n'arrivais simplement pas à mettre le doigt dessus.

J'ai fait mon possible pour continuer à observer ma routine matinale. Lili a frappé à la porte pour savoir si je voulais du café.

« Ça va, merci, lui ai-je répondu, bien qu'il n'en fût rien.

— Tu es sûr que tout va bien, mon chéri ? m'a-t-elle demandé, me regardant des pieds à la tête, alors que je la rejoignais à la cuisine.

— Je me sens… (J'ai marqué une pause, cherchant le terme qui convenait.) Je me sens *bizarre.*

— Tu devrais peut-être t'asseoir ? »

M'asseoir ? *Oui, bonne idée.*

Je me suis affalé sur le canapé du salon. Est-ce que j'avais chopé un virus ? Avec tout ce qui traîne dans une école, ce sont des choses qui arrivent. J'ai laissé mes pensées et mes mains explorer mes cuisses, mon ventre, ma poitrine, comme un scan complet de mon corps. Je n'étais pas malade. Je n'avais pas d'indigestion. Ce n'était pas une migraine. Alors quoi ?

« Rich ? »

Levant les yeux, je me suis aperçu que Lili se tenait devant moi depuis un moment.

« Pardon ?

— Je t'ai demandé si tu voulais que je reste à la maison avec toi aujourd'hui ? »

J'ai écarté cette idée d'un geste de la main.

« Non, ça va aller. Quoi que ce soit, c'est passager.

— D'accord, si tu es sûr… »

Quand elle s'est penchée vers moi pour m'embrasser avant de partir, j'avais toujours l'impression de dominer la situation. Je voyais la fenêtre panoramique en face de moi et j'entendais la circulation devant la maison, alors que les gens se rendaient à l'école et au travail.

Puis Lili a fermé la porte derrière elle et tout mon univers s'est écroulé.

J'ignore ce qui a causé ce changement, mais à la seconde où la porte s'est fermée, je n'ai plus été capable de distinguer les photos d'Hawaii accrochées au mur ou de lever mes jambes sur le petit repose-pied à côté du canapé. Chacune de mes pensées était focalisée sur ce qui n'allait pas chez moi, chaque partie de mon corps sur la façon de rétablir la situation. Je n'ai pas entendu la voiture de Lili partir ni le percolateur en train de glouglouter. Je n'étais même pas fichu de voir mes propres pieds devant moi.

C'est plus grave que simplement se sentir un peu bizarre.

Je n'étais guère plus avancé, mais j'avais un mauvais pressentiment à propos de ce qui m'arrivait. Une sorte d'assassin silencieux était présent dans la pièce avec moi. Les coups pouvaient venir de n'importe où. J'étais sur mes gardes, vigilant, mais figé en même temps.

La formation médicale qu'on nous dispense dans la police ne va guère au-delà des premiers secours. Ce qui était en train de m'arriver – quoi que ce fût – dépassait de loin ce niveau de compétence. Peut-être que Lili était toujours dans l'allée ?

J'ai réussi à me remettre debout et j'ai senti que tout tournait autour de moi. Être pris de vertige après s'être levé un peu brusquement, ça arrive à tout le monde, mais ça, c'était bien pire. J'ai tendu la main en direction du mur. Instinctivement, je savais que je ne pourrais pas garder l'équilibre. Mes jambes semblaient sur le point de se dérober d'une seconde à l'autre.

C'est grave. J'ai besoin d'un médecin.

Non, il me fallait une infirmière. Une en particulier.

Lili.

Environ cinq mètres me séparaient du téléphone posé sur le bureau du salon. En temps normal, j'aurais pu y être en moins de cinq secondes. Deux, en me penchant par-dessus la table.

Me pencher par-dessus la table ? Où avais-je la tête ? Je n'étais pas en état de me pencher par-dessus quoi que ce soit. J'avais déjà du mal à rester debout. Si je cessais de m'appuyer contre le mur, j'étais presque certain de m'écrouler.

Mais je devais atteindre ce téléphone.

Je me suis concentré sur ma jambe droite et lui ai donné l'ordre de bouger. Je l'ai sentie se balancer d'une quinzaine de centimètres vers l'avant, mais elle était lourde, amorphe, comme si elle ne m'appartenait pas. Quand j'ai voulu bouger la gauche, elle a refusé de m'obéir. Mon poids était réparti entre ma jambe droite et ma main contre le mur. Je savais que je ne parviendrais pas à me déplacer si je ne lâchais pas ce mur.

Mais c'est grâce à lui que je tiens debout.

Maintenant, j'avais vraiment peur. Mais l'idée que Lili puisse me retrouver inconscient sur le sol en rentrant du travail le soir me terrifiait encore davantage. Et quel que soit le mal dont je souffrais, j'étais presque sûr que les choses se termineraient ainsi si je ne parvenais pas à atteindre ce fichu téléphone.

« Allez, Rich ! me suis-je écrié. Tu peux y arriver ! »

Trois, deux, un…

J'ai poussé contre le mur, profitant de cet élan pour balancer ma jambe gauche en avant… puis la droite, puis la gauche, puis la droite. Je bougeais. Ce n'était pas beau à voir, mais c'était mieux que rien.

Trop vite.

Je n'avais fait que quelques pas, mais le haut de mon corps commençait à devancer le bas. À moins que je n'en reprenne le contrôle, ça ne pouvait se terminer que d'une façon. Je me suis mis à faire des moulinets avec les bras pour ne pas perdre l'équilibre, comme un gamin qui dévale une pente en courant, mais ça n'a pas suffi. Après une dernière longue enjambée, je me suis écroulé contre le dossier d'un fauteuil auquel je me suis agrippé à m'en faire mal aux mains, mais au moins j'ai pu m'appuyer dessus. J'avais une nouvelle priorité.

Je dois rester debout.

Si je tombais, je savais que ce serait fini pour moi.

J'avais couvert moins de deux mètres, mais j'avais l'impression d'avoir parcouru dix kilomètres. Heureusement, pour les trois derniers mètres, je pouvais compter sur l'aide du mobilier.

Poussant le dossier du fauteuil, j'ai laissé mon élan me propulser vers la table. Mes mains en ont serré le bord comme si ma vie en dépendait, j'ai lentement avancé le long d'un côté. Après ce qui m'a paru une éternité, je suis enfin arrivé au bout de la table. Le téléphone était à ma portée et me narguait depuis le bureau.

J'ai respiré à fond. Un peu plus d'un mètre, c'était la distance qui me restait à parcourir. C'était peu, mais je n'avais plus rien pour m'assister. Ni fauteuils, ni murs, ni tables. J'allais devoir me débrouiller tout seul.

Pendant une fraction de seconde, j'ai eu l'impression d'avoir retrouvé l'équilibre. J'ai bougé une jambe, et elle m'a obéi en allant exactement où je le lui avais ordonné. Était-ce la fin de mon problème ? Je n'avais pas le temps de m'appesantir sur la question.

C'est maintenant ou jamais !

Dans mon esprit, j'ai couvert ce dernier mètre comme Usain Bolt. En réalité, je devais ressembler au monstre de Frankenstein sur glace. Mais j'ai réussi. J'ai repris le contrôle de mes jambes juste assez longtemps pour atteindre le bureau et m'effondrer dans le fauteuil.

J'ai constaté avec soulagement que ce qui n'allait pas chez moi ne semblait pas affecter mes capacités motrices fines. Après avoir rapidement trouvé le numéro professionnel de Lili dans le répertoire du téléphone, j'ai appuyé sur le bouton d'appel et j'ai attendu avec impatience que quelqu'un décroche.

Une standardiste à la voix familière m'a répondu.

« C'est Rich, ai-je dit. Lili est arrivée ?

— Je vous demande pardon ? Qui est à l'appareil ? »

J'ai répété, mais elle n'a pas paru comprendre un mot de ce que je lui disais.

Qu'est-ce qui ne va pas chez vous ? Vous ne parlez pas notre langue ? C'est pourtant simple !

Je perdais patience, et je savais aussi que le temps m'était compté. Dans ma main, le combiné me semblait de plus en plus lourd.

« Écoutez, demandez juste à Lili de me rappeler, vous voulez bien ? Ce n'est pas compliqué. Dites-lui, d'accord ? »

J'ai raccroché, désespéré.

Moins d'une minute plus tard, le téléphone a sonné.

« Rich ? »

C'était Lili.

« Rich, tu vas bien ?

— Rentre, ai-je répondu. S'il te plaît, rentre à la maison.

— Rich ? »

Tu ne vas pas t'y mettre toi aussi. Qu'est-ce qui cloche avec ce foutu téléphone ?

Avant que je puisse faire une nouvelle tentative, elle a dit :

« Ne bouge pas. J'arrive. »

Alors qu'elle mettait fin à la communication, je n'ai pas pu m'empêcher de sourire. Ma Lili n'allait pas tarder. À ce moment précis, voir le visage de ma femme, sentir ses bras autour de moi m'a paru la chose la plus importante au monde. Je n'avais même pas pensé à appeler le 911.

Rétrospectivement, je ne comprends toujours pas pourquoi je n'ai pas passé ce second coup de fil. J'avais été témoin de suffisamment de tragédies au cours de ma carrière pour être capable de reconnaître un incident extrêmement grave. Je n'étais clairement pas dans mon état normal. J'aurais non seulement pu appeler une ambulance moi-même, mais j'aurais aussi pu rester confortablement installé dans mon fauteuil de bureau. J'étais conscient, j'aurais dû attendre sans bouger.

Mais ce n'est pas ce que j'ai fait.

La salle à manger occupait le devant de la maison. La porte d'entrée n'était qu'à environ trois mètres. J'avais déjà couvert bien plus que ça pour atteindre le téléphone. Qu'est-ce qui m'empêchait d'arriver jusque-là ?

Je ne sais toujours pas ce qui m'a motivé. Lili avait sa propre clé. Et même si elle l'avait oubliée, dans l'état où elle était, elle aurait enfoncé la porte sans hésiter. Mais sur le moment, il m'a semblé important d'atteindre cette porte.

J'ai eu moins de mal à me lever cette fois. Plus de problème d'équilibre pour l'instant ; les poids morts au bout de mes jambes se sont révélés plus maniables. Je me suis mis à espérer que mes vertiges n'avaient été qu'une phase passagère. Mais juste au moment où j'ouvrais la porte, j'ai de nouveau tout perdu : équilibre, coordination, force. Comme si quelqu'un avait soudain abaissé un interrupteur.

Au moins avais-je conservé mon ouïe. Des sirènes hurlaient au loin. Après des années dans la police, j'étais capable d'identifier exactement quels véhicules approchaient. Je pouvais me représenter les gyrophares rouges et bleus qui brillaient, même en plein jour. Je savais qu'ils se dirigeaient vers moi.

Quelques secondes plus tard, le premier véhicule s'arrêtait dans un crissement de pneus, juste derrière le chêne au bout de notre allée. Ce n'était pas une ambulance, mais un camion de pompiers. En Amérique, les ambulanciers sont en général de simples secouristes ; les pompiers, en revanche, sont des auxiliaires médicaux qualifiés. Ils sont donc souvent appelés si des vies sont en danger, qu'il y ait ou non un incendie. En un mot, dans la plupart des États, les pompiers ont l'autorisation de « percer la peau » quand ils administrent des soins, que ce soit pour une simple piqûre ou une perfusion, mais pas les ambulanciers.

À ce moment-là, je me moquais bien de qui était arrivé en premier pour me porter secours. C'est la troisième voiture à s'arrêter dans un crissement de pneus qui a retenu mon attention. Je n'ai même pas eu un regard pour ces hommes qui bondissaient hors de leur cabine, leurs trousses médicales à la main. Je ne me suis pas davantage intéressé à la civière qu'on sortait de l'ambulance. Je n'avais d'yeux que pour la femme qui courait dans l'allée.

J'avais demandé à Lili de venir et elle était là. Bien qu'elle soit arrivée la dernière, je savais qu'elle les devancerait tous pour se trouver à mes côtés.

« Rich ! a-t-elle crié. Ça va ? Qu'est-ce qui se passe ? »

Je m'en suis terriblement voulu de l'inquiéter de la sorte, mais je ne pouvais cacher la vérité plus longtemps. Ni à elle ni à moi-même.

« Lili, ai-je répondu en articulant mal, je crois que j'ai une attaque. »

2

Est-ce qu'il a bu ?

Une télévision. C'est la première chose que je vois. Mais pas la mienne. Je ne suis pas dans ma chambre. Ni chez moi.

Où suis-je ?

À l'hôpital.

Je me souviens maintenant. De tout.

La bombe à retardement faisait tic-tac depuis ma naissance.

Ce qui, un jour, pousserait des médecins expérimentés à me déclarer en état de « mort clinique » m'avait accompagné depuis le tout début. Mon propre toubib ne s'est douté de rien.

Pas plus que mes parents, mes professeurs ou moi d'ailleurs. J'ai mené une vie riche et heureuse – quatre mariages, trois filles merveilleuses – avant que le premier signe se manifeste. Mais quand ça s'est produit, ç'a été rapide et brutal.

Je n'aurais jamais dû m'en sortir.

Je connais cette voix.

Lili.

Dieu merci. Bien que je ne puisse pas la voir, si elle me parle, c'est que je ne vais pas trop mal.

Une minute. Elle ne s'adresse pas à moi. Je recouvre la vue. Quelqu'un d'autre se trouve dans la pièce, juste à la limite de mon champ de vision. Lili parle à cette personne.

De moi.

« J'aurais dû rester à la maison. Il n'était pas dans son assiette.

— Ce n'est pas votre faute. Vous ne pouviez pas savoir. »

L'autre voix m'est familière, mais impossible de lui donner un nom ou un visage. Tout est si confus dans ma tête. Je suppose qu'il s'agit d'un médecin ou d'un infirmier.

« Qui vous a prévenue ?

— Il m'a appelée au travail. Ce n'est qu'à cinq minutes de la maison, mais j'étais encore au parking quand il a eu le standard.

— Pourquoi n'a-t-il pas fait le 911 lui-même ?

— Je l'ignore. Il a pourtant été dans la police. Peut-être qu'il n'a jamais eu à appeler les urgences auparavant. »

Non, ce n'était pas la raison. Je voulais entendre la voix de Lili. J'étais persuadé qu'elle saurait quoi faire, que tout irait bien si seulement j'entendais sa voix.

Je voulais juste qu'elle rentre à la maison.

« Il faut le faire asseoir. »

Des mains fortes m'ont agrippé sous les bras et m'ont soulevé, avant de me porter à l'intérieur. Mes pieds ont touché le sol, mais ils n'ont que peu contribué à mon mouvement. Lili s'est précipitée pour guider les ambulanciers, puis elle s'est écartée.

« Hé ! les gars, a dit l'un d'eux. C'est Richard Marsh, de la police de Napa – il est à la retraite maintenant. »

Il s'est instinctivement tourné vers Lili pour avoir confirmation. Elle a hoché la tête. Je me suis souvenu de lui, croisé dans le cadre d'une affaire horrible quelques années plus tôt ; mais son collègue et les auxiliaires médicaux m'ont tous paru familiers. Avec le nombre d'appels à la police qui se concluent par l'intervention des pompiers ou d'un service d'ambulances, nos chemins s'étaient inévitablement croisés à un moment ou à un autre.

« OK, Rich, a dit l'un des auxiliaires médicaux. Vous auriez été de toute façon bien traité, mais maintenant vous allez bénéficier de notre formule VIP. À Napa, on prend soin des nôtres. »

Ainsi soit-il.

J'ai tenté de le dire à voix haute, mais rien ne s'est produit. Ma bouche ne s'est pas ouverte et ma langue n'a pas bougé. L'auxiliaire médical agenouillé devant moi a lu la panique dans mes yeux.

« Ça va bien se passer, Rich. J'ai juste besoin de vérifier quelques petites choses. »

Je l'ai regardé sortir un tensiomètre de sa trousse, un appareil que j'avais moi-même eu l'occasion d'utiliser des dizaines de fois. Je n'ai donc pas résisté quand il a serré le brassard autour de mon bras gauche. Le bruit familier de la fermeture en Velcro a rapidement suivi, puis la constriction sur mon biceps alors qu'il gonflait le brassard. Ce faisant, il continuait à interroger Lili, lui demandant depuis combien de temps j'étais comme ça.

« Il a commencé à se plaindre de vertiges vers 8 heures, a-t-elle répondu.

— Il était capable de parler ?

— Sans difficulté.

— C'était quand ?

— Il y a une demi-heure. »

Une demi-heure ? On peut vraiment passer d'un simple étourdissement à la perte de contrôle de sa propre mâchoire en si peu de temps ?

Apparemment, oui.

Lili et les auxiliaires médicaux ont poursuivi leur discussion pendant qu'ils prenaient mon pouls et procédaient à quelques examens supplémentaires. Je me suis aperçu que je n'avais jamais entendu ma femme parler ainsi. Elle m'a rappelé la façon dont je m'exprimais quand j'arrivais le premier sur une scène de crime et que j'étais la voix de la raison – la seule sur les lieux – en attendant les renforts. Dans ces moments-là, il faut savoir se montrer professionnel à cent pour cent et oublier ses propres sentiments jusqu'à la fin de son service. Sa mission, c'est tout ce qui compte. On ignore toute émotion, toute réaction humaine normale, et on se contente de poser les bonnes questions, de faire ce qu'il y a à faire. J'avais réussi à basculer de l'humain au professionnel – et vice versa – pendant vingt-cinq ans.

Et maintenant, je me rendais compte avec fierté que Lili en était capable, elle aussi.

Lili n'est pas en mode professionnel pour l'instant. Elle s'interroge sur sa propre conduite. Aurait-elle pu faire quelque chose, certains indices lui ont-ils échappé ? Après tout, elle est infirmière, avec deux décennies d'expérience médicale. L'autre voix la rassure : elle n'a rien à se reprocher.

« Mais si j'avais déjà été au travail quand Rich a téléphoné ? persiste Lili. Ces quelques minutes auraient pu faire la différence.

— Combien de temps s'est écoulé avant que vous le rappeliez ?

— Deux minutes. Peut-être trois.

— Alors, qu'est-ce que ça aurait changé ? »

Lili devient silencieuse. Puis elle ajoute :

« J'ai su que quelque chose n'allait pas dès que la standardiste m'a transmis son message.

— Qu'est-ce qu'elle a dit ?

— Elle m'a demandé : « Est-ce qu'il a bu ? » J'ai cru qu'elle plaisantait. Mais elle n'a pas réussi à comprendre un traître mot de ce que Rich lui a dit. Il avait déjà perdu le contrôle de sa voix. »

Voilà l'explication ! C'était moi, le problème, pas la maîtrise de notre langue par cette pauvre standardiste.

« Et quand vous l'avez rappelé ?

— Pareil. Mais je n'ai jamais pensé qu'il avait une attaque. J'ai juste su qu'il fallait que je prévienne le 911 et que je rentre aussi vite que possible. »

Je ne contrôlais mon corps que par intermittence. Apparemment, quand j'avais téléphoné à Lili à son travail, j'avais laissé l'impression d'un ivrogne qui venait de faire la tournée des bars. Pourtant, à son retour à la maison, j'avais réussi à cracher : « Je pense que j'ai une attaque. » Et j'étais resté debout dans l'embrasure de la porte pendant trois ou quatre minutes, avant de perdre toute force dans mes jambes à l'arrivée de la cavalerie.

Néanmoins, j'avais toujours des *sensations*. Comme celle, mordante à présent, du brassard serré autour de mon bras. La pression sur mon cou du doigt de l'auxiliaire médical qui me prenait le pouls me faisait mal, elle aussi. Le poids de ma propre main posée sur ma cuisse n'avait pas changé depuis la veille. Mais sensation et contrôle sont deux choses différentes. La main qui pesait lourdement sur ma cuisse semblait appartenir à un inconnu. Je voyais dessus celles de l'auxiliaire médical, je sentais ses doigts, mais j'étais incapable de la bouger. Pas d'un pouce. Pas même une seconde.

À ce moment-là, j'ai compris ce que je ressentais par-dessus tout.

La peur.

J'étais terrifié. Personne n'avait démenti mon diagnostic. J'avais vraiment une attaque. Personnellement, je n'avais connu qu'une seule victime d'une attaque : ma grand-mère maternelle. Ça ne l'avait pas tuée, mais elle avait été handicapée pour le restant de ses jours.

Est-ce ce qui m'attend ?

Certes, on venait de me promettre le meilleur traitement possible, mais la tension était tout de même visible sur le visage des quatre hommes qui m'avaient pris en charge. J'avais été assez souvent mêlé à ce genre de situation pour savoir qu'on tente toujours de faire bonne figure.

Moi le premier.

Aucun secouriste ne dira à la victime d'un accident de la route qu'elle va mourir, même si les organes du type sont éparpillés sur la chaussée. Aucun pompier n'annoncera à une femme qu'elle est défigurée, peu importe la gravité de son état. Alors je connaissais la réponse, bien que je fusse incapable de faire sortir la question de ma bouche.

« Vous allez vous remettre, Rich. Tout va bien. »

Ça m'a encore fichu davantage la trouille.

3

On vous a mis dans le meilleur hôpital

Des visages.

De chaque côté du lit. Les yeux baissés vers moi. Je me demande depuis combien de temps ils sont là. Je n'arrête pas de m'assoupir. Ils ont dû attendre mon réveil.

Allez, finissons-en. Je suis prêt. Dites-moi ce que j'ai – pas la peine de prendre des gants. J'ai été flic pendant vingt cinq ans. J'ai vu des choses que vous n'imaginez même pas. Je peux tout encaisser.

Parlez-moi.

Je suis prêt.

Parlez, bon sang ! Ne restez pas plantés là. Parlez-moi. Que quelqu'un me dise ce qui se passe !

Quand les choses ont commencé à vraiment très mal tourner, une seule pensée m'a traversé l'esprit.

Lili.

Je n'avais qu'une idée en tête : rentrer chez nous, avec elle. Je lui faisais aveuglément confiance : elle trouverait une solution. Ça vous donne une idée de la force des liens qui nous unissent.

J'avais eu le coup de foudre dès que j'avais posé les yeux sur elle. Une femme superbe qui soulève des haltères n'est pas un spectacle si courant, même dans une salle de sport californienne. Elle mesurait environ un mètre soixante, elle avait les cheveux châtain foncé et la peau bronzée, et un grand sourire éclairait son visage dès qu'elle apercevait une de ses connaissances. Des tatouages aussi. Un de ses bras en était couvert.

J'avais déjà été marié à trois reprises, mais en 2006, j'ai épousé cette femme de huit ans ma cadette sans la moindre hésitation. À ce jour, nous ne nous sommes pas disputés une seule fois.

Avance rapide, trois ans plus tard. J'étais persuadé que, quoi qu'il m'arrive en ce mercredi matin, Lili serait capable de prendre soin de moi. C'est mettre une pression considérable sur les épaules de quelqu'un, mais c'était ce que je pensais. Elle occupait déjà une place très importante dans ma vie, tout à coup elle est devenue tout pour moi.

Pour cette raison, les soixante minutes qui ont suivi m'ont été d'autant plus insupportables.

J'avais été très impressionné quand son côté professionnel avait pris le dessus. Elle avait laissé les auxiliaires médicaux faire leur travail, répondant à leurs questions avec un calme et un détachement admirables, comme l'aurait fait une infirmière. Toute autre épouse aurait été au bord de la crise de nerfs, mais Lili a tenu bon – pour mon bien.

Quand les auxiliaires médicaux eurent fini de mesurer les signes vitaux, les ambulanciers ont pris le relais.

« Rich, vous pouvez marcher jusqu'à la porte ? » a demandé l'un d'eux.

J'ai hoché la tête.

Bien sûr. Qu'est-ce qu'il croit ?

Mais d'abord, il fallait me lever ; je me suis aperçu que je n'y arriverais pas tout seul.

Lili a été la première à voir la douleur dans mes yeux, je pense.

« Il a besoin d'aide, a-t-elle dit.

— Pas de problème. »

Les ambulanciers m'ont à nouveau agrippé sous les bras, et nous n'avons pas tardé à avancer. Je croyais qu'une fois debout, je serais tiré d'affaire, capable de franchir seul les quatre mètres cinquante qui me séparaient du porche. Mais je n'avais aucune énergie. Mes jambes refusaient de bouger. Elles ne supportaient même plus mon poids.

La confusion. C'est ce qui est venu en premier.

Je ne comprenais pas. Une attaque, c'est censé n'affecter qu'un seul côté, non ? Ma grand-mère avait perdu toute sensation sur son côté gauche, mais le droit était resté normal. Instinctivement, j'ai reporté toute mon attention sur mon pied droit. Si je devais franchir le seuil de la maison à cloche-pied, eh bien soit ! Tout pour regagner un peu de dignité, un minimum de contrôle sur mon corps.

J'ai concentré tous mes efforts sur ce pied, mais j'ai eu beau le fixer d'un regard à la fois furieux et incrédule, il n'a rien voulu savoir. J'étais totalement perplexe. On n'apprend pas à bouger ses jambes. Ce n'est pas comme de prendre des cours de conduite ou de cuisine. Rien à voir avec les informations que je débitais en classe pour qu'un public d'éponges attentives s'en imprègne. Personne ne nous enseigne comment marcher. J'ai alors pris conscience que j'en savais bien peu sur mon propre corps. Il n'y avait ni boutons, ni manettes, ni interrupteurs à actionner. Je n'avais littéralement pas la moindre idée de la façon d'obliger ma jambe à m'obéir.

La confusion a cédé la place à la panique.

Qu'est-ce qui m'arrive ?

Les ambulanciers se sont tournés vers moi, puis ils ont échangé un regard. Leur prise n'a pas faibli. Et s'ils me lâchaient ? S'ils pensaient que je pouvais tenir debout sans aide ?

Je mesure près d'un mètre quatre-vingt-dix. Ça fait loin, de mon visage jusqu'au sol. J'avais déjà vu des gars tomber de moins haut et se casser un bras, une jambe ou même le cou. J'aurais bien le temps de me soucier de ce qui m'arrivait plus tard. Pour l'instant, j'étais juste terrifié à l'idée qu'ils me lâchent.

« C'est bon, Rich. On vous tient », m'a rassuré le type à ma gauche.

J'ai hoché la tête, tentant de lui dire « merci ». Mais à l'instar de mes jambes, ma langue s'était mise en grève. Pas moyen d'ouvrir la bouche. Incroyable. Je venais à peine de parler à Lili cinq minutes plus tôt et je n'étais même pas fichu de témoigner ma gratitude à ces hommes ? Comment peut-on perdre l'usage de la parole ?

C'était le moment d'y aller. Les ambulanciers se sont mis à avancer vers la porte et mes pieds ont traîné mollement sur le parquet. Je sentais le contact avec le bois à chaque enjambée, mais je ne contrôlais rien. J'étais une marionnette, avec les bras puissants des ambulanciers en guise de fils pour me soutenir. C'était encore pire que de ne plus être capable de parler. Mes pieds étaient inutiles. Des poids morts.

Qu'est-ce qui cloche chez ces gens ? On dirait des médecins, mais ils se conduisent comme des clowns. Ils discutent entre eux, de part et d'autre de mon lit, comme si je n'étais pas là. Pourquoi font-ils ça ? Pourquoi m'ignorent-ils ? Ils ont des progrès à faire en ce qui concerne leur comportement envers les malades.

Et ils sont bien trop habillés par une chaleur pareille ! Pourquoi ne transpirent-ils pas ?

Le ciel n'avait jamais été plus bleu, le souffle du vent sur mon visage était chaud. J'entendais le bourdonnement régulier de la circulation. Mais je n'étais pas à moto. J'étais allongé, attaché sur un brancard à roulettes poussé sur l'allée en béton par quatre hommes pressés.

Leurs épaules et leurs têtes me bouchaient en partie la vue. Impossible de voir les fleurs ou la pelouse. Ou même Lili. Ce n'est qu'en apercevant les branches hautes de notre vieux chêne que j'ai compris que nous avions rejoint la rue.

À partir de là, je connaissais le topo. Les ambulanciers me pousseraient sur la chaussée, derrière leur véhicule aux portes déjà ouvertes, dans l'alignement du plateau. Les roulettes à l'avant du brancard se plieraient, laissant les hommes autour de moi supporter la charge, puis me glisser à l'intérieur de l'ambulance. L'un des secouristes prendrait le volant, l'autre resterait avec moi à l'arrière. Peut-être que l'un des auxiliaires médicaux nous accompagnerait. Je m'en moquais. La seule personne que je voulais réellement avoir à mes côtés était ma femme.

Le chargement s'est déroulé exactement comme je l'avais prévu. Même avec deux autres types à bord, il restait de la place à l'arrière.

« Vous pouvez monter avec nous », a proposé à Lili l'ambulancier qui m'avait reconnu.

Elle ne se trouvait pas dans mon champ de vision, mais j'ai entendu sa réponse.

« Tout bien réfléchi, je préfère vous suivre avec ma voiture. Je dois fermer la maison et informer le lycée de Rich qu'il sera absent. »

J'ai distingué chaque mot, mais il m'a tout de même fallu quelques secondes pour leur donner un sens.

Tu ne m'accompagnes pas ?

Je l'ai hurlé.

J'ai essayé du moins. Mais rien à faire. Je n'ai même pas été fichu de produire un son étranglé. Comment faire comprendre à ma femme que j'avais besoin d'elle à mes côtés ?

Soudain, une ombre est tombée sur moi ; c'était Lili, qui montait dans l'ambulance. Je ne savais pas comment, mais elle m'avait entendu. Elle avait reçu le message cinq sur cinq. Puis elle m'a dit qu'elle me verrait bientôt et a déposé un baiser sur mon front ; ensuite, elle est redescendue pour aller fermer la maison.

Elle était toujours en mode infirmière à cent pour cent et, l'espace de cette seconde, je l'ai détestée. Alors que les portes de l'ambulance se refermaient, je n'arrivais pas à croire qu'elle m'avait abandonné. Je connaissais ses raisons. Je les avais entendues. Elle faisait son boulot et laissait les pros faire le leur. Mais ce que j'avais trouvé admirable chez elle quelques minutes plus tôt – son pragmatisme, sa logique, son calme – me restait en travers de la gorge.

Oublie un peu l'infirmière compétente, Lili, et comporte-toi davantage en épouse !

Combien de temps ai-je dormi ?

Les visages sont partis. J'écoute le bourdonnement des machines alignées à ma droite. Je regarde ma poitrine se soulever et retomber au rythme du bruit mécanique du respirateur. Pendant un moment, je ne vois et n'entends que ça. Puis je m'aperçois qu'il n'y a rien d'autre. Aucun son dans ma chambre ou en provenance du couloir. La télévision est presque inaudible. Rien depuis la rue non plus.

Et Lili.

Où est-elle ? Comment suis-je censé m'en sortir si elle n'est pas là ?

Le hurlement perçant de la sirène a envahi l'arrière de l'ambulance, nous ouvrant la voie dans la circulation matinale de Napa. Je connaissais la succession de lumières qui l'accompagnait. Les sangles de la civière tendues en travers de ma poitrine m'ont maintenu en place, alors que le conducteur négociait les virages à tombeau ouvert. Apparemment, nous roulions vers l'hôpital Queen of the Valley. À cette allure, nous ne tarderions pas à arriver.

Ce n'était pas juste le véhicule qui allait vite. Les deux hommes qui m'accompagnaient s'activaient autour de tiroirs et de pharmacies portatives, tels des passants s'efforçant d'attraper des billets de banque crachés par un distributeur automatique défectueux. Tous deux parlaient – mais pas ensemble. L'ambulancier criait dans son téléphone, prévenant quelqu'un qu'ils étaient en route avec un patient et que les choses se présentaient plutôt mal. Il m'a fallu quelques secondes pour comprendre qu'il s'agissait de moi. Au moins, j'avais vu juste concernant notre destination.

L'auxiliaire médical se montrait encore plus énergique. Il n'arrêtait pas de commenter en détail tout ce qu'il faisait, me lançant de temps à autre une question, mais ne me laissant jamais le temps de répondre. Il savait aussi bien que moi que je n'étais pas en état de le faire. Et même dans le cas contraire, ça n'aurait rien changé. Il n'avait qu'un objectif : s'assurer que je reste conscient. C'était la procédure courante, j'avais assisté à ça des centaines de fois.

Soudain, il a soulevé mon bras gauche et a retroussé la manche de ma chemise. Une seconde après, il tamponnait quelque chose sur le dos de ma main. Au bout de quelques instants, j'ai ressenti une douleur fulgurante. J'ai instinctivement tenté de retirer mon bras gauche et de repousser l'auxiliaire médical avec le droit. Ma main gauche n'a pas bougé, mais seule la sangle tendue en travers de ma poitrine a empêché mon bras droit de voler en direction de son visage. Apparemment, j'en avais retrouvé le contrôle, aussi inexplicablement que je l'avais perdu.

Peut-être que le pire est passé, ai-je pensé, impatient de me tenir à nouveau debout sur mes deux jambes. *Peut-être que ça n'a été qu'un mauvais rêve.*

L'auxiliaire médical m'a ramené à la réalité.

« J'ai branché la perfusion, a-t-il expliqué – à moi ou à son collègue, impossible de savoir.

— On nous attend à Queen of the Valley, a annoncé l'ambulancier. Je les ai prévenus. »

Puis, me regardant directement pour la première fois depuis notre départ, il a ajouté :

« On vous a mis dans le meilleur hôpital, Rich. Bonne chance. »

4

On est en train de le perdre

« Je ne sais pas ce qui m'est passé par la tête. J'aurais eu largement le temps de fermer la maison et de monter dans l'ambulance. »

Lili est dans tous ses états. Je ne l'ai jamais entendue aussi bouleversée. À mon tour, ça me fait de la peine. Je n'aime pas la voir ainsi, surtout quand elle me parle.

« Dès qu'ils ont fermé les portes de l'ambulance, j'ai su que j'avais fait une bêtise. Mais c'était trop tard. »

Debout devant la fenêtre, elle me tourne le dos. Comme si elle craignait de me faire face.

« Et si quelque chose était arrivé pendant le trajet ? Et si... »

Puis c'est le silence. Elle ne parvient pas à terminer sa phrase. L'émotion est trop forte.

Elle n'a aucune raison de s'excuser. J'ai envie de lui dire que je comprends – même si c'est faux – et qu'elle ne doit pas se faire du mouron. Mais surtout, je tiens à la remercier de me parler comme à un être humain, et pas une sorte de mannequin en pyjama. Je lui en suis vraiment reconnaissant ; ici, à part elle, tout le monde semble agir comme si je n'étais pas là.

« Et s'il ne s'en sort pas ? » poursuit-elle enfin.

Minute ! Qui ça, « il » ? De qui parles-tu, Lili ? À qui parles-tu ?

Puis elle se tourne en partie vers moi et j'aperçois l'angle incliné de sa tête, la forme de sa main en coupe et l'ombre d'un petit téléphone portable pressé contre son oreille.

Oh. Alors, ce n'est pas à moi que tu parles ? Ces silences n'étaient pas dus à l'émotion. Tu écoutais quelqu'un d'autre. Quelqu'un que tu peux entendre. Quelqu'un qui existe à tes yeux.

Pour toi aussi, je suis devenu l'homme invisible.

J'avais suivi suffisamment d'ambulances jusqu'au Queen of the Valley pour reconnaître notre itinéraire. Même étendu sur ma civière, les yeux fixés au plafond, j'ai toujours été capable de me repérer. D'abord, le plus long tronçon sur la St. Helena's Highway ; ensuite, la sortie vers Trancas Street. Et enfin, un virage serré à gauche, suivi d'un grand coup de frein – nous étions arrivés.

Pour la plupart des admissions, c'est là que ça se passe. Mais les ambulances ont l'autorisation de contourner le vaste bâtiment par la gauche pour se garer juste à l'entrée des urgences, ce qui leur permet de décharger les patients directement au cœur de l'hôpital. Elles évitent ainsi d'être retardées par les gens qui encombrent les admissions dans Trancas Street.

Quand les portes arrière se sont ouvertes, la lumière du jour est entrée à flots. Les deux hommes qui m'accompagnaient ont bondi hors du véhicule, avec leurs trousses. Deux brancardiers attendaient ; mon auxiliaire médical a devancé leurs questions.

« Il est stable, leur a-t-il lancé. Mais on est en train de le perdre. »

Il avait raison.

Durant le court trajet, j'avais eu l'impression par moments de recouvrer le contrôle de mes membres. J'avais pu agiter les doigts de ma main droite et remuer mes orteils simplement en les regardant.

Mais ces exploits semblaient remonter à une éternité.

Quand nous avions bifurqué dans Trancas Street, je ne pensais déjà plus à notre destination, juste à mon corps. À moi. À ce qui m'arrivait.

Ça a commencé avec mon pied gauche. Une minute, j'étais capable de bouger mes orteils ; la suivante, ils avaient disparu. Mon bras gauche était aux abonnés absents depuis le début, mais le droit l'a rejoint à ce moment-là. J'ai eu l'impression que tout mon corps s'éteignait progressivement. Pourtant, j'avais encore des sensations – le trajet cahoteux, les sangles rugueuses sur ma poitrine, la perfusion dans ma main —, mais je ne pouvais pas réagir. Je ne contrôlais rien. J'avais vu des films où toute une ville s'éteint, un quartier après l'autre. C'était exactement ce que je ressentais. Un membre après l'autre, le néant envahissait mon corps.

Alors qu'on déposait mon brancard à roulettes devant les urgences, j'ai tenté de lever la tête à la recherche de Lili. Mais elle n'a pas bougé, comme si ma nuque était collée au repose-tête dur et rembourré.

Je n'arrive même pas à tourner la tête.

Et j'ignorais toujours où se trouvait ma femme.

Tous ceux qui ont déjà vu un épisode d'*Urgences* connaissent la suite. Les brancardiers ont saisi le lit et m'ont poussé à l'intérieur à vive allure, à travers une succession de rampes et de portes battantes. Malgré mon peu d'expérience dans ce domaine, je savais pourquoi ils étaient aussi pressés. Les chances de se remettre d'une attaque sont d'autant plus grandes qu'elle est diagnostiquée tôt. Moins d'une heure s'était écoulée depuis que j'avais appelé Lili à son travail, voilà au moins un élément qui jouait en ma faveur.

Mais si mon problème était différent, hein ? Si c'était quelque chose de pire ? Jusqu'à présent, j'étais le seul à avoir prononcé le mot « attaque ».

Et qu'est-ce que j'en savais ?

Lili. Au téléphone ? Ou en train de parler à quelqu'un derrière moi ? Je n'ai aucune certitude cette fois.

« Ils n'ont pas voulu me laisser entrer – et j'ai pourtant travaillé ici ; c'est tout de même un comble ! »

Elle marque une pause : pour écouter son interlocuteur ou pour lutter contre ses émotions ? Impossible à dire.

« Parce qu'ils ne savaient pas qui j'étais. Les ambulances qui arrivent à Queen of the Valley ont leur propre entrée. Les gens comme moi, qui ont une voiture à garer, doivent passer par l'accueil. C'est de l'autre côté du bâtiment. Malgré mes efforts, je n'ai pas réussi à les convaincre. »

Ne sois pas si dure avec toi, Lili.

« J'ai dû faire la queue, avec tous ces gens qui attendaient d'être pris en charge. Pour eux aussi, c'était une urgence. Tu me vois jouer des coudes pour passer devant un gamin avec la jambe en sang ou une femme enceinte qui semble sur le point d'accoucher ? Bien sûr que non. »

Ça n'est pas grave, ma chérie.

« Quand je suis enfin arrivée à l'accueil, la réceptionniste a pris mes coordonnées, a consulté son ordinateur et m'a annoncé que personne du nom de Rich n'avait été admis ici ! "Vous êtes certaine qu'il est venu dans cet hôpital ?" Bien sûr que oui : j'avais suivi l'ambulance ! Mais elle n'a rien voulu savoir. C'est seulement quand je

lui ai suggéré qu'il ne se trouvait peut-être pas encore dans le système qu'elle a commencé à me croire et a daigné téléphoner aux urgences. Comme si elle n'avait pas pu le faire plus tôt ! En raccrochant, elle m'a souri.

— Votre mari est bien chez nous. On s'occupe de lui en ce moment même. Prenez place, quelqu'un vous tiendra au courant dès que nous aurons du nouveau.

— Me tenir au courant ? je lui ai répondu. Je ne veux pas qu'on me tienne au courant. Je veux être avec lui ! »

Ça me rend malade. Lili m'a dit que les patients des hôpitaux ont rarement conscience des difficultés que rencontrent leurs proches pour obtenir des informations – c'est parfois une véritable épreuve. Eh bien, je n'ai pas ce luxe. J'entends la peine et la frustration dans la voix de ma femme. Je n'ai jamais vécu ça, à part peut-être à la naissance de mes enfants. On a l'impression de se cogner la tête contre un mur de briques, et pour quoi ? Quelques informations. C'était tout ce que je demandais à l'époque, et c'est ce que Lili souhaite aujourd'hui.

Je sais que les toubibs ont une seule priorité – sauver des vies – et qu'ils ne se soucient guère du service client. Mais peut-être qu'ils devraient. Ça aurait évité beaucoup de peine à Lili au moment de mon admission – et donc à moi aussi. Alors même qu'on m'emmenait aux urgences pour y être examiné par un spécialiste, je ne pensais qu'à une chose : où est Lili ?

Où est ma femme ?

Les auxiliaires médicaux avaient disparu. Les ambulanciers étaient repartis avec leur brancard dès qu'on m'avait transféré sur un lit à roulettes appartenant à l'hôpital. J'aurais aimé pouvoir les remercier.

Sans eux, je ne serais pas là.

Mais où étais-je, d'ailleurs ? Je me trouvais dans une grande pièce remplie de matériel médical, avec une table d'examen. Devant moi se tenaient une femme et deux hommes, tous vêtus de blanc. Le premier à prendre la parole m'a semblé plus âgé que les deux autres. Il avait les cheveux blancs, portait des lunettes et respirait l'autorité. Probablement le patron. Il allait peut-être pouvoir m'expliquer pourquoi mon corps faisait des siennes – et me dire où était ma femme.

« Je vous envoie faire un scanner, Richard. Vous comprenez ?

— Oui. »

Je rêve ou je viens de parler ?

Je semblais soudain avoir repris le contrôle de ma langue. Tout d'un coup, comme ça, sans prévenir. J'avais du mal à articuler, mais à en juger par l'expression du docteur, il me comprenait. Et d'après le regard qu'il a lancé à ses collègues, il était aussi surpris que moi.

« Dès que nous aurons les résultats du scanner, nous saurons à quoi nous avons affaire », a-t-il expliqué.

J'ai tenté de lui demander des nouvelles de Lili, mais rien n'est sorti. Comment ma bouche pouvait-elle fonctionner une fois et redevenir inutile trente secondes plus tard ? Je n'avais tout de même pas rêvé ?

Deux brancardiers ont fait exécuter un demi-tour à mon lit à roulettes. Mais avant d'aller où que ce soit, ils se sont mis à déboutonner et défaire mes vêtements. Ils auraient pu me prévenir. On gagnait en efficacité ce que l'on perdait en délicatesse. En moins de deux minutes, j'étais nu ; ensuite, ils m'ont enveloppé dans une de ces blouses qu'on réserve traditionnellement aux patients des hôpitaux. Clark Kent n'aurait pas réussi à se transformer en Superman plus rapidement. Mais lui au moins n'avait pas un costume en papier. Le mien m'a démangé dès le moment où il est entré en contact avec ma peau. Et ce bruit ! Ma blouse se plissait et bruissait chaque fois qu'elle frôlait le brancard. J'aurais dû avoir des préoccupations plus urgentes, mais ce bruit a semblé m'envahir la tête. Pendant quelques minutes je n'ai pas pu penser à autre chose.

À la seconde où j'ai été présentable, les brancardiers ont à nouveau agrippé le lit et se sont dirigés vers la porte. Le service de radiologie se trouvait au sous-sol ; nous avions du chemin à faire.

« J'ai fondu en larmes. Pas vraiment une réaction digne d'une adulte, une infirmière qui plus est, mais je n'ai pas pu me retenir. J'ai imaginé Rich tout seul, quelque part dans cet immense hôpital, ne sachant pas ce qui lui arrivait et pensant que je l'avais abandonné. »

Lili prend les choses beaucoup trop à cœur ; j'aimerais pouvoir la réconforter. Mais elle en discute avec quelqu'un d'autre, pas avec moi.

Tu peux tout me dire, Lili. Je suis là, juste derrière.

« Ils ont fini par avoir pitié de moi. Quelqu'un est venu m'annoncer que Rich descendait faire un scanner et qu'en me dépêchant, avec un peu de chance, j'y serais à temps pour y assister. »

Je ris, du moins intérieurement. C'était tout sauf une question de chance – Lili est la personne la plus rapide, la plus en forme que je connaisse. Je me rappelle l'expression de son visage quand elle est arrivée. Terriblement effrayée pour moi, mais pas un cheveu de travers. Personne n'aurait pu deviner qu'elle venait de piquer un sprint.

Mais j'ai été follement heureux qu'elle l'ait fait.

Affronter la mort n'était pas nouveau pour moi. Ça avait fait partie de mon travail la majeure partie de ma carrière, au même titre que porter une plaque ou enfiler un uniforme. J'avais accepté sa présence sans sourciller chaque fois que j'avais glissé mon arme de service dans son étui ou que j'étais monté à bord d'une voiture de patrouille. Et la chance avait été de mon côté. Après un quart de siècle dans les forces de l'ordre où j'avais été confronté au quotidien à des assassins, à la violence des gangs et à toutes sortes de cinglés complètement défoncés, je m'en étais sorti sans une égratignure. Mais je n'avais pas perdu mon sixième sens en présence du danger, et ça me fichait toujours autant la trouille. Ça aussi, ça fait partie du boulot de flic ; chaque fois que j'ai croisé quelqu'un qui se vantait de n'avoir peur de rien, j'ai su que j'avais affaire à un menteur – ou un irresponsable. N'importe quel policier expérimenté reconnaîtra que la peur est un élément naturel de son quotidien. Mais j'ai appris quelques astuces mentales pour ne pas la laisser me dominer.

Alors que j'entrais en salle de traumatologie, j'ai regretté de ne m'en rappeler aucune.

De nouveau, j'ai été immédiatement frappé par des comparaisons avec la télévision. J'ai eu l'impression qu'on me poussait sur le plateau de *Star Trek* ou de quelque autre aventure futuriste. Argent, acier et chrome : telles étaient les couleurs dominantes. L'odeur qui prévalait, celle du détergent. Il y avait de l'incertitude dans l'air, parmi les toubibs en tout cas. Moi, j'avais dépassé ce stade. J'étais terrifié de ce qui m'arrivait.

Mais aussi de ce qui m'attendait.

Je n'étais même pas capable de tourner la tête vers le médecin qui m'expliquait la procédure. En bougeant les yeux au maximum sur la droite, je parvenais tout juste à distinguer le sommet de sa tête. Le fait que je puisse l'entendre ou non n'a pas semblé le préoccuper. De toute évidence, il était pressé de se mettre au travail. Rétrospectivement, je lui en suis reconnaissant. Sur le moment, en revanche, j'ai vraiment eu l'impression de ne jouer qu'un rôle mineur dans une opération bien rodée.

La tomographie axiale calculée par ordinateur – ou « scanographie », pour nous autres simples mortels – produit des images « par coupes » de tout le corps en soumettant le patient au balayage d'un faisceau de rayons X. Quel que soit le mal dont je souffrais, le scanner allait le découvrir. Virus, tumeurs, afflictions : rien ne lui échappait.

En théorie. Pourtant, la réalité qui s'offrait à mes yeux avait quelque chose de déconcertant, de terrifiant aussi. Loin d'évoquer quelque machine aux lignes pures digne d'une installation médicale futuriste, le scanner ressemblait à un beignet géant et faisait le bruit d'un four à micro-ondes défectueux. Je savais qu'il était conçu pour m'aider, mais il m'a semblé qu'il aurait eu sa place dans le laboratoire d'un savant fou. Ce qui faisait de moi un cobaye.

Sans la présence de Lili, je pense que j'aurais craqué.

Et elle était là.

Elle était arrivée au moment où nous quittions les urgences et s'était jetée sur moi, alors que nous roulions à tombeau ouvert dans le long et morne couloir. Elle s'était excusée d'avoir mis si longtemps. J'avais souri. Dans ma tête, en tout cas. Pour ma bouche, je ne sais pas. Elle ne semblait plus capable de faire grand-chose.

« Ça va », ai-je voulu la rassurer, mais ma voix ne fonctionnait pas non plus.

Allez, Marsh ! Tu viens de parler au médecin – tu peux bien faire un effort pour ta femme !

Cette façon de perdre et de recouvrer aléatoirement le contrôle de mes membres ou l'usage de la parole me rendait fou. C'était aussi une source de distraction. Quand je suis arrivé au scanner, l'expérience a fondu sur moi tel un taureau en furie. Le médecin m'avait dit à quoi m'attendre, mais ça n'avait pas vraiment fait tilt. Maintenant, plus moyen de reculer.

Les deux brancardiers m'ont soulevé pour me poser sur ce qui ressemblait à un tapis roulant de jeu télévisé. On m'a expliqué qu'il m'emmènerait à l'intérieur du beignet géant, où je serais photographié sous toutes les coutures. Pas de problème. Pas de quoi s'inquiéter.

Jusqu'à ce que je voie les brancardiers courir se mettre à l'abri.

Ils ont rejoint le médecin, Lili et tout le monde derrière un mur de l'autre côté de la pièce. Pas moyen de se le cacher : j'étais sur le point de subir quelque chose de dangereux. À tel point que ça constituait une menace pour d'innocents spectateurs, comme ma femme ou les médecins.

Puis une pensée encore plus dérangeante m'a traversé l'esprit. S'ils étaient prêts à me faire courir un tel risque, que devais-je en déduire sur la gravité de mon état ?

« Ne bougez plus, s'il vous plaît », m'a ordonné le technicien de laboratoire.

Comme si je pouvais... ai-je pensé, faute de le lui dire.

À présent, ma langue était comme fixée à la colle extra-forte à l'arrière de ma bouche. En fait, elle me semblait plus lourde que jamais. Je n'avais rien remarqué avant de tenter de l'utiliser.

Panique.

On considère trop de choses comme allant de soi. Moi le premier. Mais étendu sur ce tapis roulant, prêt à être enfourné dans un beignet toxique, j'ai soudain pris conscience de l'inertie à l'arrière de ma gorge. Je ne pouvais pas bouger les jambes, mes bras étaient morts et ma tête pesait des tonnes. Mais c'était l'intérieur – ma bouche – qui me donnait le plus de mal. Je sentais ma langue, lourde et large, mais davantage encore ma salive. Je ne crois pas avoir pensé une seule fois à ma salive en soixante ans. Et voilà que j'en avais non seulement conscience, mais que je la sentais s'accumuler contre ma langue, remplir ma bouche.

À l'école, je n'ai jamais été très calé en biologie, mais mon expérience dans le domaine de la criminalistique – d'abord dans la police, puis dans l'enseignement – m'a apporté beaucoup d'informations. Je savais donc qu'une accumulation excessive de liquide dans la bouche n'avait qu'une issue si elle n'était pas rapidement maîtrisée – ou avalée.

La mort. Par noyade.

Heureusement, ma gorge fonctionnait toujours. Je me suis senti déglutir, canalisant sans encombre la salive qui s'était accumulée. Mais mon soulagement a été de courte durée quand je me suis aperçu que mon corps avait agi machinalement. Même ça, je ne le contrôlais plus.

J'ai tenté de voir le bon côté des choses. *Sois content que ton corps sache ce qu'il fait.*

Mais qu'en était-il réellement ? Si ma capacité à dire à ma femme que je l'aimais – ou à marcher, à tenir debout, à sourire – avait disparu, comment pouvais-je être sûr de garder encore longtemps celle d'avaler ma salive ?

Je vais mourir...

Après une dernière poussée, je me suis retrouvé sous les lumières. Quiconque a déjà passé dix minutes dans un solarium connaît cette sensation. Ce n'était pas mon cas. J'ai eu l'impression d'être un épi de maïs sur le point de se transformer en pop-corn.

Après un petit bruit sec et un vrombissement, la machine s'est allumée. Quelque chose se passait. J'étais examiné, analysé, exploré par une barre qui glissait au-dessus de moi, une sorte de peigne géant qui diffusait de la lumière, soulignant la moindre partie de mon corps. Chaque pli de ma blouse s'est retrouvé sous le feu des projecteurs. Les couleurs ont disparu pour ne plus laisser que le blanc.

J'ai fermé les yeux en espérant pouvoir les rouvrir quand ce serait terminé.

5

Regardez ses yeux

Je n'arrête pas de m'assoupir. Pourquoi ? Pas étonnant que tout le monde se comporte avec moi comme si je n'étais pas là. Ils pensent que je suis constamment endormi.

Pourtant, je ne dors pas. Sinon, je n'entendrais pas ce froissement. D'où vient-il, d'ailleurs ? On dirait du papier claquant au vent. Qu'est-ce qui fait ce bruit ? Sûrement pas un ventilateur ou la clim, pas avec la chaleur qui règne ici. Ils n'ont tout de même pas allumé le chauffage en plein mois de mai ? En Californie ? C'est tout simplement ridicule. Comment suis-je censé me remettre, dans ces conditions ? Il fait si chaud que j'ai du mal à mettre de l'ordre dans mes idées.

« Commençons par une petite leçon d'anatomie. »

J'étais de retour en salle de traumatologie ; le médecin que j'avais déjà vu plus tôt se tenait devant moi. Ses yeux se sont posés tour à tour sur Lili et moi, puis sur un nouveau venu, un neurologue, nous a-t-il précisé, chargé de nous expliquer ce qu'ils avaient appris au sous-sol.

« Les résultats du scanner confirment pour l'essentiel ce que nous soupçonnions, a dit le neurologue. Vous avez eu une attaque, Rich. Foudroyante. (Il a marqué une pause.) Beaucoup de gens guérissent complètement, suite à un AVC. Mais je dois vous prévenir, la plupart de ces AVC n'ont rien à voir avec le vôtre.

— Quelle est la différence ? » a demandé Lili.

La réponse m'intéressait également, mais je craignais qu'elle ne dépasse de loin le niveau des quelques connaissances médicales acquises au cours de ma vie professionnelle.

« Une attaque est provoquée par la privation d'oxygène dans le cerveau, a expliqué le neurologue. Cela peut se produire de deux façons. Dans la plupart des cas, un caillot – ou thrombus – est à l'origine de ce que l'on appelle un accident vasculaire cérébral ischémique. L'autre type d'AVC est dit "hémorragique" ; il est causé par la rupture d'un vaisseau sanguin qui provoque l'inondation d'un ventricule cérébral. »

Jusque-là, je suivais.

« D'après les résultats du scanner, vous avez eu un accident ischémique. »

Super. Le plus commun, donc. Ça devrait pouvoir se traiter sans problème.

« Alors, il a un caillot de sang ? » a demandé Lili pour avoir confirmation.

Le médecin a hoché la tête.

« Mais comment c'est possible ? a-t-elle poursuivi. Je croyais que ça n'arrivait qu'aux alcooliques et aux personnes souffrant d'hypertension. Rich respire la santé. Il fait très attention à son régime – il ne mange que les légumes de notre potager. Il fait de l'exercice. Il n'a jamais pris un jour d'arrêt maladie de toute sa vie. Et il n'est même pas si vieux ! Je ne comprends pas… »

Je lisais la peur dans ses yeux. Le neurologue aussi. Je n'ai pas pu croiser son regard, mais j'ai entendu ce qu'il disait.

« Malheureusement, ça n'a rien à voir avec le style de vie de Rich.

— Que voulez-vous dire ? »

Laisse-le expliquer, Lili !

« Des caillots de sang peuvent se former suite à un traumatisme à la tête ou une autre partie du corps. Un mode de vie sédentaire peut également en être à l'origine. Rester assis trop longtemps pendant un vol long-courrier peut aussi donner lieu à une thrombose veineuse – un caillot de sang, pour faire simple. À ce stade, nous ignorons ce qui a causé celui de Rich. Mais nous savons ce qui s'est passé ensuite.

« Trois artères mènent au cerveau, a-t-il poursuivi. De chaque côté, une artère carotide alimente respectivement les hémisphères gauche et droit. En général, un AVC dans cette zone provoque la paralysie d'un côté du corps ou de l'autre. »

Ce n'est pas ce que j'ai.

Il s'est penché vers moi.

« Ce n'est pas ce que vous avez, Richard, a-t-il dit. Malheureusement. »

Voilà qui ne présage rien de bon.

Il a marqué une nouvelle pause. Pour choisir ses mots avec soin, ai-je supposé. J'ai même cru le voir lancer un regard à l'autre médecin. Qu'attendait-il ? Une caution morale ? Ça n'aurait pas été bon signe. Je tentai de me convaincre que j'avais imaginé cela.

« Dans de très rares cas, pas plus de dix pour cent des AVC, le malade peut développer un caillot dans l'artère centrale – ou basilaire –, a-t-il enfin poursuivi. Cette artère est reliée directement au tronc cérébral. Néanmoins, cela ne conduit pas toujours à un AVC. L'artère basilaire naît de la réunion des artères vertébrales. Un caillot dans l'une d'elles ralentit la circulation du sang, mais en général l'autre canal peut compenser. »

Il arrivait enfin au cœur du problème, je le sentais.

« Malheureusement, Richard, le scanner a révélé que, chez vous, une des deux artères vertébrales est une impasse ; elle ne mène nulle part. Et, parce que votre caillot se trouve dans l'autre, le sang n'a aucun endroit où aller.

— Pourquoi est-ce que ça ne l'a jamais affecté auparavant ? a demandé Lili, plus professionnelle que jamais.

— Il n'y avait aucune raison. Un nombre surprenant de gens avec le même problème vivent très bien.

— Et vous pensez que c'est de naissance ?

— J'en suis presque certain. On ne l'a découvert que maintenant à cause du caillot. »

En écoutant ce cours de biologie, j'ai eu l'impression de me retrouver au lycée. Mais plus dans le rôle du prof – j'étais l'élève, et pas très doué en plus. Heureusement, Lili suivait pour moi.

« Vous pouvez l'opérer ? a-t-elle demandé. Enlever le caillot ? »

Je la reconnais bien là. Toujours en mode infirmière. Droit au but.

« Malheureusement, c'est là que ça devient délicat. »

Pas très encourageant.

« Le risque est trop grand : les lésions dans le territoire vertébro-basilaire sont généralement fatales. Pour cette raison, on préfère éviter d'opérer.

— Vous devez pouvoir faire quelque chose », a répondu Lili, d'une voix qui n'était plus celle de l'infirmière « en service ».

Soudain, elle redevenait ma femme.

Un autre mauvais signe...

Le neurologue m'a regardé.

« Il existe bien un médicament… L'Activase. C'est un type de t-PA – un activateur tissulaire du plasminogène. Pour faire simple, c'est un “casse-caillot”. »

Le médicament agissait en dispersant le caillot. Il fallait l'administrer dans les trois heures suivant l'AVC, mais il avait pour effet secondaire potentiel de rendre le sang trop fluide.

Le neurologue s'est adressé directement à moi :

« Vous comprenez ce que je suis en train de dire, Richard ? »

J'ai hoché la tête.

« Oui », ai-je répondu d'une voix rauque, surprenant tout le monde, moi le premier.

J'étais resté muet si longtemps. Quand avais-je recouvré la parole ?

« Et vous êtes d'accord pour essayer l'Activase ? »

J'ai tenté de dire « oui », mais sans succès cette fois. J'étais redevenu muet. Mais au moins, je pouvais hocher la tête. L'effort m'a coupé le souffle, mais je me suis exprimé.

Immédiatement le neurologue s'est activé. Le temps, a-t-il rappelé, jouait contre nous. Nous étions encore dans la fenêtre des trois heures, mais elle n'allait pas tarder à se fermer.

Je vais mourir, c'est ça ?

C'est bien ce qu'on dirait, à les entendre. Le neurologue a parlé de lésions auxquelles on ne survivait pas. Il a prononcé le mot « inopérable » aussi, je crois. Et « pas plus de dix pour cent des AVC », ce qui signifie que j'ai quelque chose de rare – jamais une bonne chose.

Je ne me rappelle pas l'avoir entendu évoquer ce que deviennent les victimes. Je me demande pourquoi. A-t-il quelque chose à cacher ?

« Trois heures », aussi. Il a parlé de ça. Combien de temps s'est écoulé depuis que je me suis écroulé à la maison ? Le scanner a pris environ trois quarts d'heure. Combien de minutes me reste-t-il ?

C'est une course contre la montre. Je peux presque entendre le tic-tac. Je fais confiance à cet homme, ce neurologue – un inconnu – pour me sauver la vie. C'est lui qui court çà et là. Moi, je ne peux rien faire pour l'aider.

Je suppose que je vais devoir m'habituer à ce sentiment d'impuissance.

Et ce n'est pas tout. Je respire avec peine ; ma bouche se remplit à nouveau de salive. Je n'y peux rien. J'ai oublié comment on avalait.

Il faut que je prévienne le médecin. Mais rien ne fonctionne, je suis incapable de produire un son.

Le neurologue n'est pas le seul à s'activer. Alors qu'il se précipitait hors de la pièce – probablement pour chercher ce médicament – le médecin qui s'était occupé de moi lors de mon admission a appelé une infirmière.

« Écoutez la respiration de Richard, a-t-il dit. Il a de la difficulté à évacuer ses sécrétions. »

Hein ?

Elle a hoché la tête.

« Il a du mal à respirer, a-t-elle confirmé. Je pense que c'est le diaphragme qui lâche.

— Oui, a fait le médecin en me regardant directement cette fois. On va devoir l'intuber. »

Je ne savais pas ce que ça signifiait, bien sûr. Mais Lili, si, et elle a semblé inquiète. Contrairement à la prise du médicament, je n'avais clairement pas le choix.

Les portes se sont ouvertes brusquement, et le neurologue s'est précipité vers mon pied à perfusion sur lequel il a remplacé la poche par celle qu'il avait apportée.

« C'est le “casse-caillot”, Richard, a-t-il dit. Il faut lui laisser le temps d'agir, mais avec un peu de chance, ça devrait être efficace. »

J'avais conscience de l'importance de ce qu'il me disait, mais je n'écoutais que d'une oreille. Une autre question me taraudait : « *Intuber* », *qu'est-ce que ça veut dire, bon sang* ?

Je ne sais pas non plus ce que signifie « évacuer ses sécrétions ». Parlent-ils des trucs produits par ma bouche, comme ma salive ? Ont-ils remarqué que j'ai du mal à avaler ? Dans ce cas, pourquoi ne pas dire les choses simplement ?

Et c'est quoi, cette histoire avec le diaphragme ? C'est possible, ça ? Que certains organes cessent de fonctionner à cause d'une attaque ? C'est censé affecter un côté – le droit ou le gauche –, les bras, les jambes ou le visage, pas les organes internes, je me trompe ? Mais si mon diaphragme se met à me lâcher, à qui le tour ensuite ? Quand les organes s'arrêtent les uns après les autres, on meurt, non ?

Je suis plus inquiet que jamais. Je me demande si le peu de connaissances que j'ai sur les AVC sont erronées. Ce truc a été en moi depuis la naissance, comme une bombe à retardement. Ou un agent dormant, attendant le bon moment pour frapper.

Alors, pourquoi maintenant ? Aujourd'hui ? Qu'est-ce que j'ai fait de travers ?

J'aime la logique. Les conséquences. Les rapports de cause à effet. Je veux que les choses se produisent pour une raison. Et je n'en trouve pas. C'est tellement aléatoire. Et injuste. Je n'utilise pas souvent ce mot, mais je n'en vois pas de meilleur dans ce cas : c'est injuste.

Je suis en train de perdre les pédales. Le niveau de la mare dans ma bouche s'accroît à chaque seconde. Je concentre toute mon attention dans un effort pour avaler, tentant de forcer ma salive à descendre dans ma gorge et arriver à bon port.

Mais rien ne bouge. Ni ma langue, ni ma gorge, ni le liquide dans ma bouche.

Je rationalise. Je me dis qu'il ne s'agit sans doute que d'une cuillerée de salive. Une petite cuiller, avec ça. Mais plus elle reste là, plus elle semble importante. Maintenant, c'est une cuiller à dessert. Puis une cuiller à soupe. Une cuiller de service.

J'ai beau y mettre toute ma volonté, elle ne bouge pas. Pas même un filet ne prend le chemin de ma gorge. Et ça empire à mesure que je redouble d'efforts.

Soudain, je m'imagine dans une pièce remplie d'eau. Elle s'y déverse à flots depuis une source inconnue. Pour le moment, elle m'arrive à la taille, mais elle monte. Petit à petit, je suis submergé.

Je tente à nouveau d'avaler. Rien.

L'eau me lèche la poitrine. Je commence à m'inquiéter. Je peux toujours respirer, mais pour combien de temps encore ?

L'eau a atteint mes épaules. Elle me soulève et je fais du sur-place. Je renverse la tête pour maintenir ma bouche au-dessus de la ligne de flottaison. Je lève les yeux au plafond qui me paraît plus proche. Je suis sur le dos à présent, je flotte. Je parviens toujours à respirer – tout juste.

D'une seconde à l'autre, mon visage touchera la surface dure et blanche. Après, je n'aurai nulle part où aller.

Mon corps est piégé, plaqué au plafond, alors que ce liquide auquel je n'ai jamais accordé d'attention de toute ma vie remplit ma bouche, ma gorge, mon nez.

Je me noie. Mon propre corps est en train de me tuer.

« Regardez ses yeux ! (Lili, inquiète.) Qu'est-ce qui se passe ? »

Je n'avais jamais rien ressenti de pareil. Mon cerveau était-il en train de baisser le rideau à cause de ce fichu caillot ? J'aurais juré que je me trouvais dans un aquarium, dont je tentais de m'évader à grands coups de poing contre le verre. Sans tuba ni bouteille d'oxygène, je n'avais que l'air déjà présent dans ma bouche – et qui s'épuisait rapidement.

Plus je frappais la paroi en verre de l'aquarium, plus les poumons me brûlaient. J'ignorais combien de temps je tiendrais encore.

Une seule chose occupait mon esprit : le visage inquiet de Lili. Il n'en fallait pas davantage pour me convaincre que ce n'était pas *seulement* le fruit de mon imagination. J'étais dans un sacré pétrin.

L'activité frénétique de l'équipe médicale a confirmé mes pires craintes. Je m'étais moi-même souvent retrouvé dans l'œil du cyclone, alors je savais à quoi ressemblait une urgence. Le neurologue aussi. Je l'ai regardé s'écarter afin de laisser de l'espace à l'infirmière et à l'autre médecin.

Je tambourinais toujours sur le verre de l'aquarium quand j'ai senti qu'on me soulevait le bras et qu'on me frottait la peau. Cette fois, j'ai su à quoi m'attendre – une piqûre – et j'ai regardé en direction de Lili. Je n'avais pas besoin de voir l'aiguille percer ma peau. Malheureusement, pas moyen de me boucher les oreilles ; j'ai donc parfaitement perçu l'urgence dans les voix de l'équipe médicale.

Puis tout est devenu noir.

6

Examinez les indices

« On aurait dit une scène de noyade dans un film. C'est la seule comparaison qui me vient à l'esprit. Il avait les yeux grands ouverts, exorbités. Il ne pouvait ni parler ni bouger, mais j'ai bien vu qu'il avait terriblement peur. Il était terrifié à l'idée de manquer d'air. »

Lili se trouve hors de mon champ de vision. Probablement au téléphone. En tout cas, elle a mis en plein dans le mille. Effectivement, j'étais mort de trouille. Et je commençais à manquer d'air.

Mais ensuite ? Ce qu'on m'a fait, où on m'a emmené... Je n'en ai pas la moindre idée.

Un goût de caoutchouc.

Je l'ai reconnu. Mais peut-être pas vraiment *senti*. Comment saurais-je quel goût ça a ? Mais l'odeur et la texture, ça oui. Dans mon esprit, il ne faisait aucun doute qu'il y avait du caoutchouc quelque part près de moi.

J'avais des élancements dans la tête. Mais pourquoi ? La dernière chose dont je me souvenais…

La noyade.

Tout m'est revenu à la vitesse de l'éclair. Je n'avais pu respirer plus longtemps. Ma bouche s'était remplie de salive que j'avais été incapable d'avaler. Ma langue, qui semblait peser une tonne, avait refusé de bouger. Ce souvenir a suffi à me donner des sueurs froides. Mais je ne me noyais plus. C'était terminé, n'est-ce pas ?

Je me suis concentré sur le fond de ma gorge comme jamais auparavant.

Où était passée la salive accumulée ?

Elle avait disparu, remplacée par autre chose. J'ai trouvé étonnant de ne m'en apercevoir que maintenant. Mon Dieu que c'était inconfortable. Et, d'une certaine façon, encore plus terrifiant.

Ç'a été la première d'une série de prises de conscience saisissantes.

Ma bouche était ouverte – la taille de la chose qui s'y trouvait était telle que j'aurais difficilement pu faire autrement. Ma mâchoire était douloureuse et j'avais la gorge en feu.

Il y a aussi quelque chose, là en bas.

La sensation de noyade – souffle court, panique, alors que mes poumons perdaient la bataille – était encore toute fraîche dans ma mémoire, mais à présent, j'avais le problème opposé. L'air était partout, il se resserrait autour de moi, m'écrasant comme dans une benne à ordures. Il m'étouffait.

Je me suis senti claustrophobe.

J'ai l'impression d'être enterré vivant.

L'image d'Uma Thurman dans *Kill Bill* m'a traversé l'esprit. Michael Madsen l'avait enfermée dans un cercueil. Enterrée vivante. S'il existait une pire façon de perdre la vie, je ne la connaissais pas. À ce moment-là, j'ai su que j'allais mourir. Ici et maintenant. Quelle autre issue pouvais-je espérer ?

Je suis pourtant arrivé à reprendre le dessus. Uma Thurman s'était échappée, après tout. Pourquoi pas moi ? Avant tout, il me fallait évaluer ma situation avec précision.

D'abord, j'ai conclu que je n'étais pas sous terre. La sensation d'être enterré vivant avait probablement été causée par ce truc dans ma bouche. Une sorte de tuyau. Ça expliquerait pourquoi j'avais si mal à tant d'endroits à la fois. Je le sentais contre mes dents, puis il s'enfonçait dans ma gorge. Comment en étais-je arrivé là ? Qui m'avait fait subir cette torture ? Un hôpital est censé faire du bien, pas l'inverse. Et ça faisait un mal de chien, je vous assure. J'avais la gorge en feu. Chaque inspiration me donnait envie de hurler de douleur et de vomir.

Mais je ne pouvais faire ni l'un ni l'autre. Je ne pouvais rien faire.

Ç'a été ma deuxième constatation.

Bien que j'aie pleinement conscience de l'enfer qui se déchaînait dans ma bouche et ma gorge, j'étais totalement impuissant. Je ne pouvais pas me lécher les lèvres. Je ne pouvais pas remuer ma langue. Je ne pouvais même pas bouger mon cou afin de vérifier si quelque chose pendait hors de ma bouche. Ma tête était figée, immobile, bloquée.

C'est angoissant.

Je me suis demandé s'il y avait d'autres choses que je ne pouvais pas faire. J'en ai eu le frisson – je l'ai senti – mais mon corps n'a pas bougé. Ni frémissement ni tressaillement. Tout cela n'était-il que le fruit de mon imagination ? Comment pouvais-je avoir autant de sensations en exerçant si peu de contrôle ?

J'ai eu l'impression d'être un lutteur plaqué dans les cordes par son adversaire. J'étais totalement impuissant.

Je me suis rappelé le moment où le médecin avait saisi mon bras dans la salle de traumatologie et l'avait préparé pour une piqûre. Quand cela avait-il eu lieu ? Que s'était-il passé ensuite ? Que m'avait-il injecté ?

Avec précaution, j'ai ouvert les yeux.

Vraiment ? J'étais pourtant réveillé depuis quelques minutes. En temps normal, je n'aurais même pas eu à y penser. Ils se seraient ouverts à la seconde où je serais sorti du sommeil, par instinct ou pour obéir à une décision consciente de ma part. Mais aujourd'hui n'était pas un jour comme les autres, et mes paupières étaient restées fermées, alors même que je paniquais à l'idée d'être enterré vivant. Enfin, elles s'étaient soulevées, mais sans que je comprenne vraiment pourquoi.

C'est moi ou elles ont fait ça toutes seules ?

Il fallait que je sache. Je devais découvrir si j'avais encore le pouvoir de contrôler mes propres paupières.

J'ai essayé de les fermer à nouveau. Sans résultat. J'ai tenté de cligner des yeux. Toujours rien. J'ai senti la panique monter en moi – voilà au moins quelque chose que j'étais capable de maîtriser, du moins en partie. Je me suis dit que j'aurais bien le temps de m'inquiéter de ne pas parvenir à cligner des yeux. Pour l'instant, je devais m'estimer heureux d'avoir toujours l'usage de la vue. Plutôt me retrouver prisonnier de la lumière que de l'obscurité.

Alors que la panique refluait, j'ai pris conscience que je regardais devant moi – pas vers le haut, pas vers le plafond. Ma tête faisait un angle. Peut-être reposait-elle sur un oreiller. Je sentais quelque chose de mou dans ma nuque, mais pas moelleux comme un oreiller. Pas comme ceux que Lili avait achetés l'an passé – duvet de canard et coton égyptien.

J'ai compris que ce n'était pas seulement ma tête ; le lit lui-même était incliné, la partie supérieure de mon corps se trouvait donc plus haut que mes pieds. L'angle n'était pas génial, mais il me donnait une vue sur la pièce. Il n'y avait pas grand-chose à voir, mais beaucoup à assimiler, en espérant que mon cerveau soit toujours capable de traiter ce que mes yeux voyaient. La première chose que j'ai remarquée était un rectangle noir sur le mur en face de moi. Une télévision, commodément installée dans l'axe de ma tête. Elle était allumée, mais je n'aurais pas su dire sur quel programme. Le volume, en sourdine, ne me donnait aucun indice. J'étais davantage intéressé par ce qui se trouvait juste en dessous.

J'ai toujours pensé que tous les pieds se ressemblaient, mais la paire qui dépassait au bout du lit m'appartenait ; ces dix orteils étaient les miens. Aucun doute possible. Alors, pourquoi refusaient-ils obstinément de m'obéir quand j'essayais de les remuer ?

Curieusement, ça m'a paru encore plus troublant que de ne pas être capable de manipuler mes paupières.

Qui n'est même pas fichu de remuer ses orteils ?

Le corps auquel appartenaient ces pieds était vêtu de la blouse d'hôpital qu'on m'avait fait enfiler lors de mon admission. Au moins une chose qui n'avait pas changé. En dessous, devaient toujours se trouver mes jambes, mes hanches, mon ventre.

J'ai décidé de choisir une partie du corps en particulier et j'ai reporté toute mon attention sur mes genoux. D'abord le gauche, puis le droit, avec une concentration comparable en intensité à celle qui m'habitait quand je faisais des haltères à la salle de sport. J'ai imaginé mon visage tordu par l'effort, comme si j'essayais d'ouvrir un bocal au couvercle réticent. Je me suis vu donner un brusque coup de genou vers le haut, rejetant violemment ma blouse et me laissant nu sur le lit.

Rien ne s'est produit. Ma pudeur est restée sauve. Mon genou n'a même pas tressauté.

En revanche, quelque chose d'autre bougeait !

Oui ! Aucun doute possible, il y avait bien un mouvement plus haut sur mon corps, juste à la limite inférieure de mon champ de vision, alors que je regardais droit devant moi. Ma blouse se soulevait avec ma poitrine. Bien sûr, je respirais. Elle était bien obligée de suivre le rythme – en haut, en bas, en haut, en bas…

Ce petit manège m'a distrait une minute ou deux. Je me suis demandé combien de fois les gens inspiraient et expiraient en une vie. J'ai tenté de le calculer. À raison d'une quinzaine de fois par minute en moyenne – j'avais lu ce chiffre quelque part pendant ma formation médicale pour la police. À multiplier par soixante pour une heure, puis par vingt-quatre, par sept, par cinquante-deux…

La tête me tournait. J'en étais presque à huit millions par an, environ. À multiplier par soixante…

Presque un demi-milliard. Pourtant, je n'y avais jamais songé. Pas jusqu'à présent, en tout cas.

Au moins, ça, ça fonctionne, j'ai pensé, me rappelant les inquiétudes de l'infirmière à propos de mon diaphragme en salle de traumatologie. Je devais donc être capable de le contrôler. N'importe quel gamin sait retenir son souffle, les nageurs le font tout le temps, les gens de la ville qui visitent pour la première fois une ferme aussi. J'avais été dans les trois cas. Je pouvais y arriver.

Concentre-toi.

Rien ne s'est produit.

Tenter de s'arrêter de respirer n'est peut-être pas la chose la plus naturelle au monde, mais j'étais persuadé de savoir comment m'y prendre. Je me suis concentré sur l'immobilisation de ma poitrine, emprisonnant l'air dans mes poumons. Ni inspiration ni expiration.

Mais elle a continué à se soulever et à retomber, presque comme animée d'une vie propre.

Alors que je m'efforçais de comprendre ce qui se passait, j'ai pris conscience des bruits qui m'entouraient pour la première fois depuis mon réveil. On aurait cru que quelqu'un actionnait un soufflet pour entretenir un feu, exactement comme je l'avais fait pendant les mois d'hiver dans le Nebraska, quand j'avais été le shérif du comté de Clay. Queen of the Valley n'utilisait certainement pas de cheminée pour le chauffage. Mais j'ai reconnu le bruit caractéristique du soufflet dont une partie aspirait l'air, tandis que l'autre le chassait.

Instinctivement, j'ai tenté de tourner la tête. Mais mon cou n'a pas plus réagi que tout le reste.

C'est alors que je me suis rendu compte que je ne pouvais même pas bouger mes yeux en direction du bruit.

La liste de fonctions physiologiques qui m'avaient toujours paru aller de soi et que je ne contrôlais plus ne faisait que s'allonger. J'en ai eu le vertige. Respirer, cligner des yeux… Je semblais avoir perdu tout pouvoir. Mais ce qui m'a probablement le plus choqué, c'est de découvrir que mes yeux ne pouvaient regarder que droit devant. Les globes oculaires paraissaient collés dans leurs orbites. Pas moyen de les faire pivoter à droite ou à gauche.

Et de haut en bas ?

Pas davantage. Aucun mouvement. Pas même un tic. Ne pas pouvoir ouvrir et clore les paupières à volonté était une chose, mais n'être pas capable de jeter un coup d'œil un millimètre à gauche ou à droite était tout bonnement terrifiant.

Je vais devoir regarder cette télé pour l'éternité.

Je ne sais pas combien de temps j'ai réfléchi à cette éventualité. Dans mon état, ça pouvait sembler un problème mineur, mais ça a fini par m'obséder. Gauche, droite, haut, bas. Gauche, droite, haut, bas. Je me suis donné comme jamais à la salle de sport afin d'obtenir une réaction, n'importe laquelle.

Mais c'était comme de vouloir démarrer une voiture par la simple force de sa volonté, sans la clé de contact. Je ne disposais pas des outils pour le faire. Pire, j'ignorais même *comment* m'y prendre. À cet instant précis, les commandes spécifiques permettant à mon cerveau de faire tourner les yeux avaient pour moi autant de secrets que la fission de l'atome. Je n'aurais pas su par où commencer.

Ce moment m'a fait réfléchir. J'avais été sur cette Terre depuis soixante ans et je ne m'étais jamais intéressé au fonctionnement de mon propre corps.

Et maintenant, j'en payais le prix.

On a tous entendu des médecins et des scientifiques nous dire que le cerveau est l'ordinateur le plus puissant du monde. Mais combien parmi nous ont réellement pris le temps de se pencher sur le sens de cette déclaration ? En ce qui me concernait, c'était une première. Mais à cet instant précis, étendu sur ce lit le regard fixé droit devant moi, cette idée occupait tout mon esprit.

Je ne suis pas un spécialiste en informatique, mais je sais que les ordinateurs sont logiques. Ils exécutent certaines instructions de manière prévisible. Ils traitent de l'information et vous mènent d'un point A à un point B. Donc, si mon cerveau était un ordinateur puissant, je n'avais qu'à trouver les bonnes instructions.

J'ai eu l'impression d'y consacrer des heures, mais il ne s'est probablement écoulé que quelques secondes. J'avais perdu toute notion du temps. Je ne savais même pas combien de temps j'étais resté inconscient. La piqûre que m'avait faite le médecin remontait-elle à une heure, à un mois ? Pas moyen d'en avoir le cœur net, mais honnêtement, je m'en moquais. Ce n'était rien comparé à la perte de contrôle de mes yeux.

Finalement, j'ai dû reconnaître ma défaite. Les meilleurs neurologues du monde commencent seulement à comprendre comment relancer le cerveau humain, alors quelles étaient mes chances ?

Paradoxalement, dès que je me suis résigné à regarder droit devant moi tel un mannequin dans la vitrine d'un magasin, j'ai lentement repris conscience du reste de la pièce.

Bien que n'étant pas en mesure de voir ce qui causait le bruit de soufflerie, j'avais été policier pendant vingt-cinq ans, ce qui m'avait permis de développer certaines techniques, d'aiguiser d'autres sens.

J'ai noté que le son avait un rythme constant, et que ce rythme était en phase avec autre chose – ma respiration. Ma poitrine se soulevait et retombait en se calquant sur les soupirs et les souffles de la machine. Comme si les deux étaient liées.

Mais c'était impossible, non ? Le bruit provenait de très loin sur ma droite. Ma respiration n'aurait pu reproduire ce rythme sans que je sois relié à…

Le tube.

Tout m'a soudain paru évident. Avec mon parcours professionnel, sans parler du simple bon sens, j'aurais dû comprendre bien plus tôt. Mais il faut dire que le fait de respirer grâce à une machine située à l'autre bout de la pièce n'est pas non plus la première chose qui vient à l'esprit. On ne s'y attend pas vraiment au réveil.

Je m'en voulais d'avoir loupé quelque chose d'aussi évident, mais j'avais une bonne raison pour n'avoir pas été capable d'assembler les différentes pièces du puzzle. Je ne perdais pas mon acuité. Mon cerveau fonctionnait très bien, mais plus de la même façon. Il me cachait des informations. Pas pour me contrarier, mais pour me protéger.

Comme le dit Jack Nicholson dans le film *Des hommes d'honneur*, « Vous voulez connaître la vérité, mais vous n'êtes pas capables de la supporter ! » Et ça, votre cerveau est au courant. Il sait ce que vous pouvez encaisser sans perdre les pédales, et il fait de son mieux pour vous tenir à l'écart de ce qui n'entre pas dans cette catégorie. J'en avais été témoin des centaines de fois en intervention. Des gens, avec des blessures horribles, expliquant calmement et précisément ce qui leur est arrivé, comme s'ils n'avaient rien de plus grave qu'une écharde. Pour vous aider à tenir le coup dans les moments de crise, le cerveau détourne votre attention de la vérité aussi longtemps que possible. Il vous met à l'abri dans une sorte de bulle d'ignorance confortable pour empêcher votre effondrement total.

C'est la logique derrière tout ça, l'explication neurologique.

Et probablement la seule raison pour laquelle je n'étais pas déjà fou.

« J'ai dû partir quand ils ont commencé l'intubation. »

Lili, de nouveau. Elle s'adresse à quelqu'un hors de mon champ de vision. Une amie, cette fois, ça paraît évident. Elle se livre, ne cache pas son émotion. Ce n'est plus l'infirmière qui parle en tout cas.

« Soudain, ç'a été le branle-bas de combat. On m'a gentiment fait sortir. Je comprends, ils ne voulaient avoir personne dans les pattes pendant qu'ils travaillaient.

— Tu connais la musique, répond une autre voix.

— Oui, c'est vrai. Mais c'est dur. »

Au bout de quelques secondes, la voix ajoute :

« Il est dans le meilleur endroit, tu t'en rends compte, j'espère ?

— Bien sûr. Tout le monde a été formidable. Quand ils ont transféré Rich de la salle des urgences, ils ont dû le débrancher du respirateur automatique, et l'infirmière a juste marché à côté de lui avec un respirateur manuel. Tu sais, Pat, j'ai vu pas mal de choses au cours de ma carrière, mais ça, c'était incroyable. »

Pat ? Je la connais. Son nom m'est familier, et sa voix aussi à présent. Elle travaille au centre de soins palliatifs. On s'est croisés deux ou trois fois. C'est gentil de sa part d'avoir traversé la ville pour tenir compagnie à Lili.

Mais peut-être n'est-ce pas la raison de sa présence ?

Elle s'occupe des mourants, tout comme Lili.

« Le meilleur endroit. » Et si elle ne parlait pas de l'hôpital Queen of the Valley, mais du centre de soins palliatifs ?

Peut-être que je suis en train de mourir.

Je savais que je n'allais pas bien. J'étais incapable de bouger le moindre muscle dans mon corps. Une machine respirait à ma place. J'étais pour ainsi dire un morceau de viande sur le billot d'un boucher branché à une prise électrique. Existait-il un moyen de remédier à cette situation ?

Apparemment, quelqu'un semblait le penser. Sinon, pourquoi tous ces médecins se seraient-ils donné autant de mal pour me maintenir en vie ? Il y a forcément un moment où le plus acharné des toubibs dit « Maintenant, ça suffit » et éteint les machines. Un jour, l'une des collègues de Lili m'a expliqué que bon nombre des malades de longue durée souffrant d'un cancer ne finissent par succomber que lorsqu'on cesse de les alimenter en liquides et en nourriture. Cette décision n'est pas prise par le patient, mais par d'autres êtres humains. Ces mêmes humains paraissaient avoir décrété que je méritais qu'on fasse un effort pour me sauver. Mais pour combien de temps ? Si je me trouvais réellement au centre de soins palliatifs, je n'en avais probablement pas pour longtemps…

Non ! Je refuse de l'accepter. Je suis toujours à l'hôpital – il n'y a qu'à voir toutes ces machines dans la pièce. Ils n'attendent pas que je meure ; ils se battent pour me sauver.

C'était mon seul espoir.

Désireux de me raccrocher au plus petit indice prouvant que la médecine n'avait pas déjà renoncé, j'ai rassemblé toute mon énergie pour inspecter mon environnement immédiat. Mais sans la capacité de bouger mes globes oculaires, toute exploration représentait un défi considérable. Ma perspective se limitait à la télévision, et au bout de mon lit et mes pieds. Tout le reste, ce qui se trouvait plus près de ma tête ou sur le côté, perdait en clarté en fonction de sa distance au mur du fond. Pour ceux qui en portent, c'est comme de balayer une pièce du regard en ayant oublié ses lunettes. On distingue des formes et des couleurs, mais il y a une part de conjecture.

À droite de ma poitrine, je voyais mon bras étendu, en sommeil. L'image était floue, et le bras lui-même, comme tout le reste, ne réagissait pas à mes instructions. Mais j'étais bien obligé de partir du principe qu'il s'agissait du mien, même si une partie de moi aurait préféré que ce ne soit pas le cas.

Avant de m'endormir, on m'avait inséré une perfusion sur le dos de ma main via une seule canule. À présent j'en comptais quatre, deux en activité, deux en attente d'un tube, un peu comme une multiprise. Visiblement, les médecins envisageaient de m'injecter pas mal de médicaments et de fluides de toutes sortes.

Je me suis aperçu qu'en me concentrant sur ma main, je pouvais sentir le point d'incision de la canule, peut-être même le fluide qui s'introduisait dans mon système sanguin depuis la poche accrochée à un pied non loin de là. C'était une sensation bizarre. Inconnue. En fait, ça faisait un mal de chien.

Et ils comptent me brancher à quatre de ces trucs ?

Je sentais aussi autre chose : le contact et le goût du caoutchouc. Ç'avait même été la première chose que j'avais perçue à mon réveil – j'ai oublié quand. Puis une foule d'autres pensées, peurs et émotions avaient rapidement pris le relais. Mais à présent, c'était revenu au premier plan dans mon esprit, comme pour me narguer.

À peu près au même moment, j'ai pris conscience que ma mâchoire me faisait terriblement souffrir. C'était une douleur persistante, un peu comme quand on a ri un peu trop fort, mais en bien pire. J'avais vraiment très mal.

Est-ce que j'ai aussi un problème avec ma tête ?

J'ai tenté de me concentrer, faisant appel à tous les éléments dont je disposais. Qu'est-ce que je n'arrêtais pas de répéter à mes élèves en criminalistique ?

« Examinez les indices. »

Et cette fois, pas question de laisser mon cerveau me cacher la vérité.

Comme je ne pouvais pas bouger la mâchoire, je n'avais aucun moyen de soulager la douleur en la faisant fléchir. Ma langue était morte, elle aussi – mais seulement, me suis-je aperçu, dans le sens où elle était immobile. Bien qu'elle soit échouée sur le plancher de ma bouche, j'étais conscient de sa présence et toujours capable de *sentir* des choses avec elle.

Ainsi le tube qui entrait d'un côté de ma cavité buccale après être passé sur mes lèvres. Il frottait contre la voûte du palais et l'arrière de ma gorge. Mais devant ma langue se trouvait quelque chose d'autre, de plus gros.

Un objet en caoutchouc.

Je suis parti du principe qu'il devait jouer un rôle dans mon maintien en vie, mais sans comprendre exactement lequel pour l'instant. Il ne produisait ni sons ni vibrations. Il ne semblait pas raccordé à une machine. Pour autant que je sache, ce gros bloc plaqué contre mes dents ne faisait rien, à part me donner un sourire forcé comme on en a rarement vu dans l'histoire.

J'ai continué à réfléchir, à essayer de comprendre.

Ça avait la texture, l'odeur et le goût d'un bloc de caoutchouc, je pensais donc pouvoir en déduire, sans risque d'erreur, qu'il s'agissait bien d'un bloc de caoutchouc. Mais pourquoi un médecin l'aurait-il mis dans la bouche de son patient ?

Je me serais giflé – si j'avais pu bouger les bras – quand j'ai enfin pigé. Il servait à me faire écarter les dents. Sans lui, pas moyen d'introduire le tube qui me maintenait en vie.

J'avais beau être fier d'avoir compris, cette explication m'a plus que jamais déprimé. C'était une chose d'avoir une attaque, de passer un scanner et d'être branché à plusieurs machines. Mais étais-je malade au point qu'on craigne de me voir rompre d'un coup de dents mon appareil respiratoire ? Ou même mordre ma propre langue ? Visiblement, l'équipe médicale du Queen of the Valley semblait le penser.

Avec cette prise de conscience de mon impuissance, je venais de tomber encore plus bas.

Je n'étais peut-être pas dans un centre de soins palliatifs, mais ma vie, telle que je l'avais connue, était bel et bien terminée.

7

Ploc. Ploc. Ploc.

À part l'absence de mobilité, ma vue va très bien. Je ne décide pas de ce que je regarde ni quand j'ouvre ou ferme les yeux, mais quand ils sont ouverts, je distingue tout à fait clairement ce qui se trouve devant moi.

Mes oreilles vont très bien aussi. Aucun problème avec le goût, l'odorat. La meilleure preuve : cette pièce empeste le détergent. Mes cinq sens répondent donc présents.

C'est plutôt bon signe, non ?

Et s'ils me lâchaient, l'un après l'autre ?

Je me demande lequel cessera de fonctionner en premier. Et lequel me manquera le plus. Je n'apprécie ni le goût du plastique ni l'odeur clinique envahissante ; quant à la douleur que je ressens en différents endroits de mon corps, je m'en passerais bien. Ça me laisse l'ouïe et la vue.

Là, maintenant, si j'avais à choisir, je garderais la vue. J'ai besoin de voir le visage de ceux qui m'entourent. On ne peut pas se fier aux paroles, j'ai au moins appris ça au cours de ma carrière de policier. Les expressions, elles, ne mentent pas – ou presque.

Non que ça ait la moindre importance pour le moment : personne ne me parle de toute façon.

« C'est pratiquement un légume. »

Combien de fois avais-je entendu ça à propos de patients gravement blessés ? Et combien de temps avant que quelqu'un ne dise la même chose de moi ?

C'était peut-être déjà fait. J'ignorais toujours combien de temps j'étais resté inconscient.

J'ai fait l'effort d'examiner soigneusement la pièce pour la première fois. Avec la tête et les yeux bloqués droit devant, je suis parvenu à deviner une fenêtre à ma gauche, après la rangée de machines. Je me suis laissé imprégner par les formes et les couleurs, avant de tenter de les associer à des images similaires dans ma mémoire. La fenêtre avait un store, mais il était relevé, ce qui m'a permis de voir le ciel et – il m'a semblé – la cime d'un arbre ; je me trouvais probablement au premier ou au deuxième étage. La couleur du ciel était plus proche d'un bleu marine que d'un bleu azur ; pouvais-je en déduire qu'on était en début de soirée ? D'après ma meilleure estimation, il s'était écoulé une douzaine d'heures depuis que j'avais eu mon attaque. Mais ce n'était tout de même qu'une conjecture.

En réalité, rien ne me permettait d'affirmer qu'on était le même jour. Le bleu foncé du ciel pouvait très bien être celui de l'aube du lendemain. Ou d'un soir, un ou deux jours plus tard. Ou une semaine, un mois après. Comment savoir ? Sans pendule d'aucune sorte dans mon champ de vision, je me suis rabattu sur la télévision, mais elle ne m'a pas fourni d'indice supplémentaire.

Je n'avais même pas la certitude d'être toujours à l'hôpital Queen of the Valley. J'avais écarté la possibilité d'un transfert au centre de soins palliatifs de Lili, mais je n'avais vu que le parking des ambulances de l'hôpital, la salle de traumatologie et le service de radiologie au sous-sol. Ensuite, j'avais repris connaissance dans une pièce plus petite, une chambre qui pouvait se trouver dans n'importe quel établissement médical dans le monde.

Mais la logique suggérait que je n'avais parcouru que quelques étages.

Une chose ne faisait toutefois aucun doute : ma présence en unité de soins intensifs, que j'ai décidé d'interpréter comme un signe positif. De nouveau, j'ai fait appel à mes vagues connaissances en anatomie. Je n'étais pas en état de mort cérébrale. Et comme le cerveau contrôle tout le reste, je me suis persuadé que les choses ne pouvaient que s'arranger. Ce n'était qu'une question de temps. Et de patience, avant tout.

Tant que mon esprit continue à fonctionner, je suis sûr de me remettre.

J'ai repris mon exploration extrêmement limitée de la pièce. Sous la télévision se trouvait une petite commode avec un miroir dont l'orientation m'empêchait de me voir dedans. Pour une raison quelconque, ça m'a profondément agacé.

Quel intérêt, si je ne peux pas m'y regarder ? Il est là pour qui, ce miroir, à part moi ?

Je me suis imaginé des infirmières qui faisaient un détour par ma chambre pour arranger leur maquillage ou des médecins venus rajuster leur cravate. Puis j'ai compris que son orientation n'était pas le fait du hasard. Quelqu'un avait décidé qu'il valait mieux éviter que je voie mon reflet. Pas encore. Pas dans mon état.

En y réfléchissant, c'était sans doute préférable. Même si j'avais été capable de me lever pour rectifier la position du miroir, je n'aurais probablement pas voulu. Je trouvais déjà bien assez dur de voir les quatre canules enfoncées dans ma main et mon corps raide étendu devant moi. Je ne me sentais pas prêt à affronter le spectacle de ma bouche maintenue ouverte par un bloc en caoutchouc. Ni celui du tube disparaissant dans ma gorge. J'avais assisté à mon lot de scènes horribles dans ma vie, aidé beaucoup de gens dans les circonstances les plus désagréables. Mais c'était plus facile quand ça arrivait à quelqu'un d'autre.

J'avais déjà compris que mon cerveau me protégeait de ce que ma situation avait de plus horrible. Apparemment, le personnel de l'hôpital en faisait autant.

Et je lui en étais reconnaissant.

Un médecin m'examine ; il parle à Lili. Quelque chose à propos du pied à perfusion d'où pendent plusieurs poches. Je suppose que certaines d'entre elles sont des recharges. À moins qu'elles ne contiennent différents cocktails de médicaments. Je m'efforce de l'écouter ; c'est du chinois pour moi, mais Lili hoche la tête. Son expérience d'infirmière l'a familiarisée avec ce genre de choses. Le médecin explique qu'en plus du sérum physiologique et des vitamines classiques, ils me bourrent d'un mélange de morphine et de propofol – un anesthésique.

Plus tard – des heures, peut-être des minutes ; j'ai perdu la notion du temps –, Lili répète tout ça à Pat.

« Ils peuvent ajuster son traitement via la perfusion. S'ils ont besoin de le mettre sous sédation, ils n'ont qu'à augmenter la dose. Pour le stimuler, ils la baissent.

— Ils pensent qu'il va se réveiller ? demande Pat.

— Ils l'ignorent. En revanche, ils sauront sous quarante-huit heures si le "casse-caillot" a eu un effet.

— Je suis sûre qu'il se remettra.

— Il le faut, Pat. Il le faut. »

Je devrais m'inquiéter en entendant ça, mais ce n'est pas le cas. Parce que j'ai un avantage sur Lili et les médecins.

Je sais que je suis déjà réveillé.

Depuis combien de temps avais-je les yeux ouverts ? J'avais l'impression que ça faisait une heure ou deux, mais la réalité était probablement plus proche de quelques minutes, parce que j'étais toujours en train d'assimiler ce que je voyais directement devant moi.

À droite, en face de la fenêtre, j'ai distingué la forme floue d'une porte. Mais quand je me suis efforcé d'en avoir une vision plus nette, les muscles de mes yeux n'ont rien voulu savoir. Si cette porte avait été ouverte, j'aurais peut-être pu apprendre où je me trouvais. Je me suis imaginé en train d'en franchir le seuil. Quand ? Demain ? La semaine prochaine ? Dans un mois, peut-être ? Je n'en avais pas la moindre idée. J'ignorais complètement quelle était la durée moyenne d'un AVC. Je savais juste que j'en avais eu un.

Ah ! et autre chose : j'avais envie de faire pipi.

Soudain, cette sensation familière a surgi de nulle part, alors qu'une minute plus tôt toute mon attention était concentrée sur l'exploration de mon environnement. Maintenant, je n'avais plus qu'une idée en tête : vider ma vessie.

Je me suis creusé la cervelle pour me rappeler la dernière fois que j'avais bu quelque chose. Rien depuis ma tasse de café habituelle, ce matin – à condition qu'on soit encore le même jour.

Non, une petite minute...

Je n'avais rien bu avant ma douche. Lili m'avait proposé un café pendant qu'elle prenait son petit-déjeuner, mais j'avais dit non. Ça aurait dû nous mettre la puce à l'oreille. Je ne me rappelais pas la dernière fois que j'avais refusé un bon caoua.

Alors pourquoi cette envie pressante ? Avant d'évacuer quelque chose, il fallait l'avoir ingurgité, non ? Et je n'avais pas mis une goutte de liquide dans mon corps depuis au moins douze heures. Devais-je craindre, en plus de tout le reste, des problèmes de prostate ?

Alors que je tentais de comprendre, j'ai reporté mon attention sur le dos de ma main et, plus particulièrement, sur un des tubes qui en dépassaient.

Bien sûr. La perfusion.

Je n'avais peut-être rien bu, mais du liquide était néanmoins entré dans mon corps depuis mon arrivée à l'hôpital. Et comme je m'en étais déjà rendu compte, ce qui entre doit sortir.

Mais comment je vais pouvoir pisser, bon sang ? Je me vois mal aller aux toilettes.

Mon envie est devenue de plus en plus pressante. J'ai tenté de lutter, mais je n'avais aucune résistance à opposer. J'étais une porte ouverte. Comme avec toutes les autres parties de mon corps, je sentais ma vessie mais n'exerçais aucun contrôle sur elle. J'ai adjuré intérieurement quelqu'un de venir me chercher pour me pousser jusqu'aux toilettes dans un fauteuil roulant. En se dépêchant, il n'était pas trop tard. Mais personne n'a poussé la porte.

Oh, non...

J'ai senti le flot chaud de l'urine qui traversait mon pénis et j'ai attendu que l'inévitable tache se répande sur ma blouse et les draps. Mon aine se trouvait juste à la limite inférieure de mon champ de vision. J'étais donc aux premières loges pour ce spectacle embarrassant.

Mais j'ai eu beau attendre, rien ne s'est produit. Le flot d'urine s'est arrêté – je l'ai nettement senti. Les secondes se sont transformées en minutes, et toujours pas la moindre trace d'humidité. Apparemment, mes cuisses étaient sèches. Les draps sous mes jambes et mon derrière, aussi. La blouse n'avait pas changé de couleur.

Je me suis mis à douter d'avoir réellement fait pipi. Pourtant, les faits étaient là. J'étais certain de ne pas avoir tout imaginé. Je savais ce qu'on ressentait en pissant. Je m'étais soulagé plusieurs fois par jour chaque jour de ma vie, et je venais d'avoir exactement la même sensation.

La même, vraiment ? Maintenant que plus aucun fluide ne s'écoulait de mon corps, j'ai pris conscience d'autre chose qui sortait de mon pénis. C'était douloureux. Pourquoi n'avais-je rien remarqué jusqu'à présent ? Parce que je n'avais pas eu envie de pisser, probablement. Ou alors j'étais trop absorbé par la découverte de ce qui se produisait dans le reste de mon corps. Quelle que soit la raison, j'ai décidé de me concentrer sur ce problème.

Toujours pas de tache sur la blouse. Comme si l'urine s'était évaporée ou avait été transportée ailleurs dès qu'elle avait quitté mon corps. Comment était-ce possible ?

Soudain, j'ai compris.

Un cathéter.

On m'avait posé un cathéter. C'était la seule explication. Les médecins avaient dû le faire juste après m'avoir enfoncé ce tube dans la gorge.

La pensée d'une sonde me traversant le pénis m'a donné la nausée. Ma première réaction a été de l'arracher immédiatement. Je ne pouvais pas bouger les bras – j'en étais parfaitement conscient, bien sûr –, mais ça ne m'a pas empêché d'essayer. Chaque seconde qui s'écoulait, je sentais davantage le plastique qui me brûlait, me coupait, me violentait d'une façon inacceptable pour n'importe quel homme.

C'est du moins ce qu'il m'a semblé sur le moment. En réalité, la « douleur » n'allait guère au-delà d'un léger picotement. C'était plus l'idée du cathéter qui me choquait. Mais quand on est seul avec ses pensées, elles prennent tout de suite une importance qu'on n'imagine même pas.

Une seconde plus tard, je me suis aperçu que j'avais un sujet de préoccupation bien plus grave. Ma bouche recommençait à se remplir. De la salive s'accumulait dans ma gorge. Pas encore en quantité inquiétante, mais suffisamment pour me faire paniquer. J'étais convaincu que je risquais à nouveau la noyade.

Qu'est-ce qu'ils ont fichu pendant que j'étais inconscient ? Je croyais qu'ils devaient régler ça ! À quoi sert ce tube, bon sang ?

Tout le reste m'a soudain paru dérisoire. Mes autres problèmes – l'absence de contrôle sur mes yeux, mes membres inertes, le cathéter – étaient supportables. Mais la sensation de noyade que j'avais éprouvée juste avant qu'on m'endorme m'avait réellement terrifié. Je n'étais pas capable de l'affronter, ça dépassait mon entendement. Et voilà que ça recommençait.

Combien de temps il me reste ?

Quelques secondes ? Plusieurs minutes ? Des heures ? Je n'en avais pas la moindre idée. Mais cette accumulation de salive pouvait me tuer si personne n'intervenait.

Je me serais appesanti sur la question plus longtemps, mais un son en provenance d'un coin de la pièce a détourné mon attention. Les renforts que j'attendais ? À la périphérie de ma vision, j'ai vu la porte s'ouvrir et une silhouette familière entrer. Je n'avais pas besoin d'avoir une vue parfaite pour reconnaître ma propre femme. Trois pensées m'ont immédiatement traversé l'esprit.

Je savais qu'elle ne m'abandonnerait pas ici.

Même avec de la neige carbonique et un orchestre hollywoodien, elle n'aurait pas pu mieux réussir son entrée.

Je suis impatient de voir son expression quand elle s'apercevra que je suis tiré d'affaire.

Même si je ne pouvais pas lui parler, Lili se réjouirait de constater que j'avais repris connaissance – après tout, j'étais resté inconscient un certain temps. Ce simple fait suffirait à la rassurer, à lui prouver que j'étais sur la voie de la guérison. Elle avait sûrement eu très peur ; ça la soulagerait d'un poids.

En quelques enjambées, elle s'est retrouvée devant la commode. J'aurais pu pleurer, quand elle m'a regardé dans les yeux.

« Je suis réveillé ! ai-je voulu crier. Je vais bien ! »

Rien ne sortait de ma bouche, mais mes yeux, mon visage, mon âme tout entière hurlaient le même message.

Elle m'a fixé du regard pendant quelques secondes, puis s'est adressée à quelqu'un qui arrivait.

« Toujours aucune évolution », a dit Lili.

J'ai reconnu la deuxième personne : Pat, la collègue de Lili. Debout au pied de mon lit, elles m'ont observé, avant de se tourner à nouveau l'une vers l'autre.

« Je suis vraiment navrée, Lili, a dit Pat.

— Moi aussi, Pat.

— Mais Rich est un battant. Il est fort. Grâce aux médecins, il va s'en sortir.

— Je l'espère, Pat. De tout mon cœur. »

Elle n'avait pas l'air très confiante. En fait, elle semblait au bord des larmes. Je ne comprenais pas pourquoi elle se mettait dans des états pareils. J'étais bien éveillé, j'entendais tout ce qu'elle disait, j'étudiais chaque expression de son visage. Ne s'en rendait-elle pas compte ? Et Pat non plus ? En bonnes professionnelles de santé, elles devaient forcément savoir quand quelqu'un tentait de communiquer avec elles ?

Ou étais-je tellement mal en point ?

Je les ai regardées poursuivre leur conversation. Je me suis senti trop déprimé pour continuer à faire attention. Non seulement ma femme ne pouvait pas m'entendre, mais elle ne s'apercevait même pas que j'étais conscient.

Ce qui m'a ramené au problème qui monopolisait mon attention au moment où la porte s'était ouverte. Qui allait m'empêcher de me noyer ? J'ai tenté de chasser cette peur de mon esprit pour m'intéresser à ce que disait Lili. J'avais besoin d'informations. Quand ce fichu « casse-caillot » allait-il enfin entrer en action ? Et pourquoi le tube enfoncé dans ma bouche ne faisait-il pas correctement son boulot ?

Malheureusement, rien dans la conversation de Lili et Pat ne m'a éclairé sur ces questions. J'étais seul. À moi de trouver les réponses.

Et deux secondes plus tard, j'y suis arrivé, comme un grand. En tout cas, j'ai compris l'histoire du tube. Le médecin avait remarqué que j'avais du mal à respirer et m'avait branché sur cette espèce de diaphragme mécanique qui faisait un bruit de soufflet de l'autre côté de la pièce. Son travail consistait à respirer à ma place, et il s'acquittait parfaitement de sa tâche. Mais il n'avait jamais été conçu pour évacuer la salive dans ma gorge. Le fait que je ne puisse pas avaler n'avait rien à voir avec mon problème de diaphragme.

Les toubibs étaient-ils seulement au courant ?

Ploc. Ploc. Ploc.

J'imaginais le niveau monter dans ma gorge, un millilitre à la fois.

Ploc. Ploc. Ploc.

De nouveau, j'ai tenté de communiquer avec Lili, je l'ai adjuré intérieurement de chercher de l'aide, mais elle n'a rien vu, rien entendu. Désespéré, j'ai alors concentré mon attention sur Pat. Même résultat. Bien qu'elles regardent toutes les deux dans ma direction, c'est comme si je n'étais pas là.

Est-ce qu'elles vont rester les bras croisés pendant que je me noie ?

J'ai perdu la notion du temps, mais, au bout d'un moment, Pat s'est tournée vers Lili pour lui dire qu'elle devait reprendre son service.

« Je ferai un saut à ma prochaine pause, a-t-elle promis.

— Je ne sais pas ce que je serais devenue sans toi », a répondu Lili, dont la sincérité ne faisait aucun doute.

J'ai suivi du regard une Pat de plus en plus floue qui quittait la pièce, mais alors que mes pensées retournaient à Lili, j'ai noté que la porte ne s'était pas complètement refermée. Quelqu'un entrait à nouveau.

Mon cœur a bondi dans ma poitrine quand je me suis aperçu que ce n'était pas simplement Pat revenue sur ses pas parce qu'elle avait oublié quelque chose.

Une infirmière ! Enfin quelqu'un qui va pouvoir m'aider et me dire ce qui ne va pas chez moi.

Elle a chaleureusement salué Lili. Visiblement, elles s'étaient déjà croisées. Peut-être était-ce une indication de la durée de mon séjour dans ce lit.

« Du nouveau ? a demandé l'infirmière.

— Pas pour l'instant », a répondu Lili.

Si seulement tu savais...

J'étais pratiquement sûr de n'avoir jamais vu cette infirmière auparavant. Mais alors qu'elle s'activait à ma droite, j'ai reconnu le badge sur son uniforme. Comme je l'avais pensé, je me trouvais dans l'unité de soins intensifs de l'hôpital Queen of the Valley. On n'avait donc pas éprouvé le besoin de me transférer dans un autre établissement. Mais il ne faisait aucun doute que j'étais mal en point. Dans un état critique, même.

« Je suis vraiment désolée qu'il ait fallu si longtemps pour l'installer ici, s'est excusée l'infirmière. Nous manquons de lits, malheureusement.

— Vous n'y êtes pour rien, a répondu Lili.

— Je sais, mais un homme dans la situation de Rich ne devrait pas avoir à attendre trois heures. »

Lili a hoché la tête. Elle comprenait.

Et, pour la première fois depuis mon réveil, moi aussi. Enfin, j'avais quelques informations. Je me trouvais toujours au Queen of the Valley, et apparemment, seulement quelques heures après mon attaque. J'avais dû faire la queue pour obtenir une chambre en unité de soins intensifs, mais à présent – un moment dans l'après-midi – c'était bien là que je me trouvais. À en croire Lili et ses amies-collègues, ce genre de retard devenait monnaie courante. La plupart des hôpitaux n'avaient simplement plus les ressources nécessaires pour faire face à l'afflux de patients. J'avais entendu des histoires de malades abandonnés sur des brancards dans des couloirs ou des salles d'attente. Lili n'aurait jamais permis qu'on me traite de cette façon. Mais je ne pouvais pas m'empêcher de me demander où j'avais été durant les trois dernières heures.

L'infirmière m'a examiné de la tête aux pieds, puis elle a jeté un coup d'œil aux tubes qui sortaient de ma main. Ensuite, elle a disparu de mon champ de vision, sans doute pour aller s'assurer du bon fonctionnement du respirateur. Une fois satisfaite, elle est réapparue et a tendu le bras vers un chariot pour saisir une poche, probablement de sérum physiologique. En un mouvement rapide, elle l'a reliée à l'une des canules disponibles au dos de ma main. Le tout en moins de dix secondes. Peut-être, sachant que Lili était de la partie, tenait-elle à lui montrer ses compétences. En tout cas, toute l'opération s'est déroulée dans les règles de l'art.

Ses tâches accomplies, elle a fait mine de quitter la pièce.

« Et ma salive ? » ai-je tenté de crier.

Elle s'est arrêtée net.

M'a-t-elle entendu ?

Elle a fait demi-tour pour chercher quelque chose quelque part sur ma droite. Puis elle s'est retournée, s'est tenue au-dessus de mon visage, dans la position d'un dentiste, et a regardé à l'intérieur de ma bouche.

« Ah ! vous avez de nouveau de la salive qui s'est accumulée, Rich. Laissez-moi vous arranger ça. »

Je n'étais pas sûr de savoir ce qui me réjouissait le plus – l'entendre me dire qu'elle allait m'empêcher de me noyer ou le simple fait qu'elle s'adresse à moi comme si j'étais capable de la comprendre. Ce qui était le cas, en dépit de ce que tous les autres pensaient.

Elle a introduit un petit tube relié à un câble torsadé dans ma bouche. Au bruit, j'ai compris immédiatement qu'il s'agissait d'une pompe aspirante, comme celles qu'utilisent les dentistes pour évacuer liquides et fragments de dents ou de plombages au cours d'une opération.

Oui !

Peu importe qu'elle cogne contre le tube enfoncé dans ma gorge afin d'accéder à la salive accumulée sous ma langue. Peu importe que j'aie l'impression que des ongles me labouraient le larynx. Cette femme merveilleuse me sauvait la vie. Rien d'autre ne comptait à mes yeux. Je n'allais pas mourir ce jour-là.

Malheureusement, certaines personnes me croyaient déjà mort.

8

Tu peux partir, maintenant

Quelqu'un d'autre entre dans la pièce. Lili et l'infirmière se tournent vers la porte. Le nouveau venu porte une longue blouse blanche qui le désigne comme un médecin, mais pas l'un de ceux que j'ai vus en bas. Mon dossier pend au pied du lit ; il le consulte et fait quelques commentaires à l'intention de l'infirmière. Elle tend le bras vers le pied de la perfusion, mais je ne vois pas ce qu'elle y fait.

Quelques minutes plus tard, je ne vois même plus rien du tout. Je tente de résister, mais l'envie de dormir est trop forte.

Mes yeux avaient-ils été ouverts *avant* que je me réveille ? Les requins dorment de cette façon, mais les êtres humains ? Peut-être fallait-il y voir un effet secondaire du cocktail médicamenteux qu'on m'administrait.

Le programme de la télévision avait changé. Le temps n'avait pas suspendu son vol pendant mon sommeil. Par la fenêtre, j'ai pu constater qu'il faisait plus sombre dehors. Était-ce la nuit ? Le lendemain matin ? Si Lili avait été là, j'aurais pu me faire une idée en fonction de sa tenue. Si elle avait été habillée différemment, j'aurais eu la certitude qu'un jour s'était écoulé. Mais elle n'était pas là. Il n'y avait personne.

Où était Lili ? Pourquoi était-elle partie sans me dire au revoir ? Était-elle descendue à la cafétéria pour manger un morceau ? Dans l'ambulance, l'angoisse qu'avait suscitée en moi son absence avait été presque insupportable. Maintenant, ça allait. Je savais qu'elle devait avoir une bonne raison pour ne pas être à mes côtés. Ça ne me perturbait plus du tout. En fait, je me sentais complètement zen.

Qu'est-ce qui avait changé ? À part le fait que l'infirmière eut renouvelé la poche à ma perfusion, je ne me rappelais rien qui sorte de l'ordinaire. Un nouveau médicament pouvait-il être responsable de mon changement d'humeur ? Je savais peu de chose de la morphine, hormis qu'il s'agissait d'un calmant. Quant au propofol, mon ignorance était encore plus grande, mais je savais tout de même que c'était un anesthésique. Manifestement, à eux deux, ils tenaient en laisse la douleur dans mon corps. Affectaient-ils également mon esprit ? Je n'avais aucun moyen de l'affirmer avec certitude.

Mais, pour une raison quelconque, je n'avais pas peur. Ni du bloc de caoutchouc coincé entre mes dents, ni des tubes envahissant mon pénis et ma gorge ; pas même du fait que je sois incapable de cligner des yeux. Depuis mon premier réveil dans cette chambre, j'avais successivement connu la claustrophobie, la dépression, la terreur, la panique et la détresse, avant d'atteindre enfin une sorte de paix intérieure. Pourquoi ? Ma situation ne s'était pas améliorée. Je ne m'étais pas miraculeusement remis de mon attaque. Je ne pouvais même pas me réjouir d'une guérison partielle. Pourtant, une minute j'étais convaincu que j'allais mourir, celle d'après je ne l'étais plus. Pour une raison qui m'échappait, je semblais m'être résigné à ma situation.

En fait, je n'étais pas complètement impuissant. Je pouvais faire au moins une chose : survivre. Donner à mon corps le temps de se réparer pour un jour sortir de ce lit et me tenir à nouveau debout.

Finies les pensées morbides, ai-je décidé. Je devais me montrer positif.

Il y a quelque chose sur mon mollet. Je le sens. Une mouche ? Un moustique ? Ou alors une petite araignée qui se serait glissée sous ma blouse ? Je perçois chaque pas. Pendant un moment, ça monopolise mon attention. Comme lorsque mon envie de faire pipi a pris le pas sur tous mes autres sens. Chaque partie disponible de mon cerveau est focalisée sur ce trottinement léger le long de ma jambe et la sensation de poils minuscules qui se redressent. Si je me concentre assez, je serai probablement capable de compter le nombre de pattes de l'intrus. Six ou huit ? Mouche ou araignée ? Je le saurai bientôt.

En revanche, je ne parviens pas à compter les pas. Ils sont légers comme une plume – et tout aussi chatouilleux.

Non, non, non. Arrête de bouger. Quoi que tu sois, fiche le camp.

J'ai l'impression qu'une plume m'effleure la peau.

Va-t'en, bon sang !

Je tente d'expirer, pour chasser l'intrus. Rien. J'essaie de remuer ma jambe, sans plus de succès.

Avoir des démangeaisons et ne pas pouvoir se gratter est la pire sensation au monde. Tous ceux qui ont déjà porté un plâtre au bras ou à la jambe sauront de quoi je parle. Ça rend dingue. On n'a qu'une envie, briser ce fichu plâtre pour se soulager, au risque de ralentir la reconstitution de l'os.

Je n'ai pas d'os cassés, mais j'ai des membres inertes.

Lili est de retour au pied du lit à présent. Habillée pareil – on est donc le même jour. À moins qu'elle ait passé la nuit ici ? Ce n'est pas ce qui compte pour l'heure. Je l'adjure intérieurement – je la supplie – de chasser cette mouche. Elle ne bouge pas.

J'ai encore dû m'endormir ; quand je me suis réveillé, Lili était toujours fidèle au poste ; les médecins comparaient mes courbes aux relevés effectués sur les machines et discutaient à voix basse avec l'infirmière. Que me cachaient-ils ?

Puis j'ai compris que ce n'était pas moi qu'ils cherchaient à épargner, mais Lili.

Ils ne savent toujours pas que je peux les entendre.

Plus tôt, j'aurais paniqué. Pas cette fois. Peut-être fallait-il y voir l'effet des médicaments, à moins que j'aie simplement décidé de rester calme. J'ai pensé aux choses que j'aimais : jouer de la guitare, jardiner, rouler en Harley, lire tard le soir, les rondes dans ma voiture de patrouille et la musculation à la salle de sport. Que des activités solitaires. Ça ne m'avait jamais posé problème. Je pouvais facilement rester la moitié d'une journée sans parler à un autre être humain. Davantage parfois, surtout à l'époque où j'avalais les kilomètres au volant de ma Ford Crown Victoria dans le Nebraska.

Alors, ne pas parler à quiconque ne me dérangeait pas vraiment. J'aurais juste souhaité que Lili ait l'air un peu moins triste.

Quand on est dans l'œil du cyclone, on prend son mal en patience. C'était ce que je faisais. Mais la pauvre Lili était coincée à l'extérieur, impuissante, ne sachant comment réagir face à quelque chose qu'elle ne comprenait pas. De ce point de vue, j'étais sans doute mieux loti. J'aurais aimé la rassurer.

Finalement, elle est venue se placer à côté du lit. Le raclement sur le sol m'a appris qu'une chaise l'y attendait. Bien qu'elle se soit physiquement rapprochée, j'ai éprouvé la sensation inverse. J'entendais toujours sa respiration et je sentais son parfum, mais elle était devenue un nuage à la limite de ma vision périphérique. J'ai désespérément tenté de la distinguer avec plus de clarté, mais l'effort exigé m'a fait mal aux yeux ; j'ai donc préféré renoncer et laisser mon esprit se détendre. Sa seule présence m'était déjà un soulagement. Je saurais m'en contenter.

Quelle blague !

Savoir ma femme si près, mais ne pas pouvoir la prendre dans mes bras pour la rassurer et lui promettre que tout allait bien se passer était une véritable torture. Plus que tout au monde, je voulais l'étreindre pour ne plus jamais la lâcher.

Elle a dû lire dans mes pensées.

J'ai senti qu'elle me prenait la main, et ce contact m'a envoyé une décharge électrique dans tout le corps. Soudain, tous mes récepteurs physiques se sont concentrés dans cette main. J'ai pu dresser la carte de chaque millimètre de sa paume et de ses doigts, alors qu'ils s'enroulaient autour des miens. Quand elle a serré, fort, j'ai été convaincu que je surmonterais cette épreuve.

L'infirmière entre dans ma chambre ; elle fredonne une chanson. Parfois, elle ajoute quelques paroles, mais je ne les reconnais pas. C'est de l'anglais, c'est tout ce que je peux en dire.

Elle approche des machines ; je l'entends griffonner quand elle remplit la feuille sur son porte-bloc. Puis elle me passe la main sur le front.

Elle émet un bruit désapprobateur.

Ensuite, elle chasse la mouche et la fait sortir par la fenêtre.

Je vous aime, infirmière chérie. Merci beaucoup.

Je me suis réveillé. Je commençais à m'habituer.

Au départ, j'avais toujours l'impression de débuter une nouvelle journée. Je me demandais d'abord où j'étais, puis soudain, tout me revenait et je revivais le traumatisme de ce qui m'était arrivé. Le tout en l'espace d'une fraction de seconde. Avant que j'entende le premier souffle émis par mon respirateur. Je déduisais alors de la couleur de plus en plus profonde du ciel et des gens présents dans la pièce qu'il ne s'était écoulé qu'environ une heure depuis que je m'étais endormi.

Mes yeux étaient toujours ouverts à mon réveil. Je me suis demandé si je faisais ça inconsciemment, juste un instant avant. Une seule façon d'en avoir le cœur net : tenter de les refermer. J'ai ignoré le bloc entre mes dents, les perfusions dans ma main et le tube dans ma gorge pour concentrer toute mon énergie sur mes paupières. Elles ont refusé de bouger. J'ai insisté, comptant les inspirations mécaniques. Arrivé à dix, j'ai renoncé.

Au moins, ils sont ouverts et pas fermés – c'est déjà ça.

Une bien maigre consolation, mais c'était mieux que rien.

Suivante sur ma liste : ma main gauche. Celle que Lili avait tenue. Ce souvenir a suffi à me faire sourire intérieurement. Mais je ne la sentais plus à présent. À la périphérie de ma vision, j'ai dû me rendre à l'évidence : ma main était vide. Peut-être que Lili avait fini par avoir mal au dos ou au bras, à force de tenir longtemps cette position.

J'ai tenté de discerner la silhouette floue derrière mon épaule gauche. Elle semblait avoir disparu. J'ai tendu l'oreille pour entendre la respiration de Lili ou le raclement de sa chaise sur le sol. Instinctivement, j'ai retenu mon souffle pour mieux écouter. Puis j'ai pris conscience du ridicule de la situation. Le respirateur continuerait de fonctionner, quoi que je fasse. Comment avais-je pu oublier un truc aussi bruyant !

Alors que j'avais fini par accepter l'absence de Lili, elle est entrée. Mais cette fois, elle n'était pas seule.

Shannon !

Ma fille a couru au pied du lit ; en me voyant, elle est restée clouée sur place. Reina et Jacob, mes petits-enfants, sont arrivés à leur tour, avec leur père, Roger. Après un signe de la tête à Shannon, il a mis ses bras autour de leurs enfants pour les faire sortir. Ensuite, Shannon a fondu en larmes.

C'est une chose de faire vivre un enfer à sa femme. C'en est une autre de voir la chair de sa chair aussi désemparée, surtout quand on en est la cause. Ma fille pleurait à cause de moi. J'avais beau me réjouir de sa visite, je ne supportais pas de la voir ainsi. Pourtant, je ne pouvais pas détourner les yeux. Je n'étais même pas fichu de les fermer.

Pourquoi Roger ne la fait-elle pas sortir, elle aussi ?

Les mains de Shannon couvraient son visage. Lili s'est approchée d'elle pour la réconforter.

Shannon est ma cadette, née en 1971, entre Michelle, l'aînée – deux ans de plus –, et Melanie, la benjamine – trois ans de moins. Je les ai eues toutes les trois avec ma première femme, Sandra. À cause de mon travail, je les avais traînées dans tout le pays, de la côte ouest à la côte est, et ensuite dans l'Amérique profonde. Alors, qu'elles aient fini dispersées dans tout le pays n'avait rien de surprenant. Par conséquent, outre que je ne les voyais pas aussi souvent que je l'aurais souhaité, aucune d'elles ne connaissait Lili. Depuis notre mariage, nous n'avions été tous réunis qu'une seule fois. Je me suis demandé comment Lili avait réussi à prévenir Shannon. Elle avait probablement regardé dans le répertoire de mon portable. Était-ce pour cette raison qu'elle n'avait pas été là à mon réveil ? Pour passer le coup de téléphone le plus difficile de sa vie ?

Comme si je ne me sentais déjà pas assez coupable.

Lili a mené Shannon à la chaise près de mon lit, à côté de mon épaule. Du coin de l'œil, je l'ai vue s'asseoir, toujours en sanglots. Lili se tenait à côté d'elle, plus au centre de ma vision. Elle aussi retenait ses larmes. Qu'est-ce qu'elle pensait ? Aurait-elle souhaité que Shannon soit plus forte devant moi ? Ou regrettait-elle de ne pas pouvoir se laisser aller elle aussi à son chagrin ? La formation de Lili lui avait probablement appris à maîtriser ses émotions. Mais elle n'en souffrait pas moins à l'intérieur. Je n'avais pas besoin de voir son visage pour m'en rendre compte.

J'aurais tant voulu être capable au moins de bouger les yeux pour regarder directement ma femme et ma fille. Elles savaient forcément qu'elles étaient dans mon cœur. Je tenais juste à leur prouver que j'étais conscient de leur présence.

« Oh, papa ! a dit Shannon entre ses mains. Je suis tellement désolée. »

J'ai voulu lui tendre les bras et la réconforter, me lever d'un bond et lui dire : « Rassure-toi, c'est juste une attaque. Ça arrive tous les jours, à plein de gens qui s'en remettent très bien. Je serai bientôt de nouveau sur pied. »

Mais je suis resté allongé, les yeux fixés sur la télévision, à écouter les sanglots de ma fille.

« Tu as pu prévenir tes sœurs ? »

Lili parle à Shannon. Elles sont toutes les deux à la fenêtre. Depuis quand ? Je ne me rappelle pas les avoir vues se déplacer. Me suis-je à nouveau endormi ?

« Michelle sera là dès que possible. »

Michelle vient aussi ? Depuis l'Alabama ? Qu'elle ne se donne pas cette peine. Je préfère qu'elle ne me voie pas ainsi. Elle n'a qu'à attendre que j'aille un peu mieux. Je ne lui en voudrai pas. Je sais qu'elle m'aime.

Puis je me rappelle que personne ne dicte sa conduite à mon aînée, certainement pas moi, et encore moins dans mon état actuel.

« Une des filles l'accompagne, je crois, poursuit Shannon. Bien que je commence à regretter d'avoir emmené mes enfants. Ce n'est pas le souvenir que je veux qu'ils gardent de leur grand-père. Mais je suis contente que Roger soit là.

— Vous n'habitez pas très loin, heureusement. »

Shannon vit à Vacaville, à une soixantaine de kilomètres de chez nous. C'est pour ça qu'elle est venue immédiatement. Michelle devra prendre l'avion. Melanie aussi, si elle décide de se déplacer.

C'est comme si Shannon a lu dans mes pensées.

« Melanie est probablement à l'aéroport de Saint Louis en ce moment, dit-elle. Elle viendra chez moi en arrivant et je la conduirai à l'hôpital demain. »

Je préférerais réellement qu'elles ne se donnent pas autant de mal, même si, je dois l'admettre, ça me fera plaisir de les voir ainsi réunies.

Un sentiment de satisfaction m'envahit, alors que je sombre de nouveau dans le sommeil.

La réaction de Shannon en entrant dans ma chambre m'a appris tout ce que j'avais à savoir sur mon état. Ça m'a confirmé que le personnel de l'hôpital avait eu raison de détourner le miroir sur la commode. Mais une fois calmée, elle est allée chercher mes petits-enfants.

Beaucoup de gens estiment préférable de ne pas exposer les enfants aux réalités d'un hôpital, mais je ne suis pas de cet avis. J'étais content de les voir. Et je dois reconnaître qu'ils ont bien mieux réagi que leur mère.

Je suis sûr qu'ils ont déjà affronté bien pire dans un de leurs jeux vidéo.

Roger se tenait en silence derrière eux. En fait, tout le monde s'est tu. Bien qu'il y eût à présent huit personnes dans ma chambre – en comptant un médecin, une infirmière et moi –, elle n'avait jamais été aussi calme.

Et je n'aimais pas ça.

En l'absence de conversation, j'entendais chaque cliquetis et le moindre ronronnement de mon respirateur. Je distinguais chaque bip de la machine qui mesurait mon rythme cardiaque. J'ai également pris conscience avec affolement du gargouillis de ma salive dans ma gorge.

Oh, mon Dieu. Ça recommence.

À peine cette pensée m'a-t-elle traversé l'esprit qu'un des médecins aperçus plus tôt est entré. Il ne s'est pas intéressé aux machines cette fois, mais s'est dirigé directement vers moi ; après un rapide coup d'œil dans ma bouche, il a préparé la pompe. Deux minutes plus tard, il aspirait le liquide hors de ma gorge, ne s'arrêtant qu'après avoir siphonné la dernière goutte d'humidité.

Aussi horrible que ça puisse paraître, ce petit coup d'aspirateur dans la bouche a été l'un des temps forts de ma journée. Alors que le médecin repartait, je me suis rendu compte qu'il n'y avait plus que Lili et moi dans la pièce. La vieille équipe, à nouveau réunie. Nous deux contre le monde entier. Honnêtement, avec elle à mes côtés, je ne craignais rien ni personne. Nous étions invincibles.

J'ai donc été pour le moins surpris par ce qui s'est produit un peu plus tard, après que Shannon et sa famille furent rentrés chez eux. L'obscurité derrière la fenêtre m'a appris que la soirée était déjà bien avancée. J'ignorais combien de temps s'était écoulé, mais Lili était restée avec moi la plus grande partie de la journée. Elle aussi allait devoir retourner à la maison, ne serait-ce que pour dormir un peu et faire un brin de toilette.

Cette perspective ne me réjouissait guère ; elle non plus, visiblement. Elle m'a semblé nerveuse.

Elle s'est penchée vers moi, m'a embrassé sur la joue et m'a serré fort. Ça, ça m'a plu. Si seulement j'avais pu lui répondre de manière similaire.

Mais ensuite, elle s'est écartée, m'a de nouveau pris la main et m'a regardé au fond des yeux, ces yeux qui refusaient obstinément de cligner.

« Tu peux partir, maintenant, mon chéri. Ne t'inquiète pas pour moi. Ça va aller. »

J'ai lu sur son visage qu'elle n'espérait pas me revoir.

Après un autre baiser, elle s'est retournée et a quitté la pièce.

9

La « Conversation »

J'aime regarder la chaîne National Geographic. Tous ses programmes – des émissions sur la faune et la flore, les ressources de notre planète – m'intéressent. La téléréalité avec des êtres humains n'est pas vraiment ma tasse de thé. Mais des documentaires pris sur le vif avec des léopards, des suricates et toutes sortes de petites bêtes, ça oui.

Le volume de la télévision est juste assez fort pour que je puisse l'entendre. Quand l'infirmière entre pour effectuer ses relevés et s'assurer que mes tubes sont bien en place, elle ne peut s'empêcher de lever les yeux pour admirer la troupe de grands félins qui chassent leurs proies dans le bush africain. Alors qu'elle inspecte l'intérieur de ma bouche, je sais qu'elle écoute le commentaire.

C'est ce que je fais en tout cas.

Tandis qu'elle aspire ma dernière accumulation de salive, je tente de voir par-dessus sa main pour ne pas perdre le fil de l'émission. En partie pour me distraire de ce qui se passe dans ma bouche, mais aussi parce que je suis réellement intéressé. Tout est plus simple chez les animaux. Les forts battent les faibles, les rapides l'em-

portent sur les lents, les gros sur les petits. Seuls les plus aptes survivent.

Comme l'infirmière me cache la télévision, mon esprit revient à mon état. Vingt-quatre heures plus tôt, je pensais être au rang des plus forts. Je faisais certainement partie de cette catégorie à mon club de sport. Peut-être pas au point de rivaliser avec des gars deux fois plus jeunes, mais n'importe quel type de plus de quarante ans aurait eu du mal à me plaquer au sol. Suis-je pour autant un chef de meute ? Probablement pas. Ce n'est pas mon style. Mais les autres savent qu'il ne faut pas me chercher.

C'était vrai avant, en tout cas.

J'essaie de m'imaginer les animaux du documentaire dans ma situation. Ce n'est pas une perspective réjouissante, et certainement pas une histoire qui finit bien. Ils se feraient mettre en pièces, soit par leurs congénères, soit par les prédateurs qui rôdent à proximité du troupeau. Ensuite, les charognards qui décrivent des cercles dans le ciel viendraient nettoyer les restes.

Mais je ne suis ni un animal ni une proie. Je suis bien vivant. Peut-être pas au mieux de ma forme, mais je suis un battant. Ce n'est pas un combat à mort, mais contre la mort elle-même. Alors, pourquoi Lili m'a-t-elle dit adieu ? Mon heure n'est pas encore venue, j'en ai la conviction.

L'infirmière finit de siphonner ma salive et ne me bouche plus la vue. Malheureusement, je ne profite plus très longtemps de la télévision. Elle manipule quelque chose sur le pied de ma perfusion, puis elle éteint le poste avec la télécommande.

« C'est l'heure de dormir », déclare-t-elle, avant de me laisser.

Quelques secondes plus tard, je lui obéis.

Ma vie se résumait à une suite de gens qui entraient et sortaient de ma chambre. Toujours pressés. J'avais l'impression d'assister à une pièce de théâtre. À une farce dont j'étais malheureusement le seul à connaître la chute.

Ils pensent tous que je suis mourant ; moi, je sais qu'ils se trompent.

J'étais impatient de voir leurs têtes quand ils s'apercevraient du bon tour que je leur avais joué.

Le mini-aspirateur nettoyait à nouveau ma gorge, manipulé par une personne différente, mais tout aussi habile. Je l'ai entendu cogner contre le tube et le bloc de caoutchouc, mais ça ne m'a pas vraiment gêné. J'avais fini par m'habituer à la sensation d'avoir autant d'appareils dans la bouche. Je me suis juré de ne plus jamais considérer comme acquis de pouvoir respirer et avaler. Une promesse qu'il me faudrait tenir bientôt, j'en étais persuadé – ce n'était qu'une question de temps.

Infirmières et médecins allaient et venaient. Machines, cadrans et bloc-notes étaient consultés, ajustés, corrigés. On m'a rallumé la télé. Une émission sur l'Arctique a envahi l'écran. Je me suis imaginé vivant en autarcie loin de tout, fort et heureux.

Peut-être qu'un jour je persuaderai Lili de voyager là-haut avec moi ?

Pas de danger. Dès que nous aurions quelques économies, nous partirions immédiatement pour la destination de ses rêves, Hawaii.

Au moment où elle est revenue dans la chambre, j'étais conscient, mais je n'aurais pu dire si elle était surprise de me voir encore en vie, en train de l'attendre. Malgré ses traits tirés, elle était toujours aussi belle, surtout quand elle souriait.

Elle m'a tenu compagnie pendant deux documentaires – environ une heure en tout, je suppose – durant lesquels plusieurs toubibs sont venus et se sont entretenus à voix basse de mes progrès, sur un ton très professionnel. Alors que je les adjurais intérieurement de s'adresser à moi, j'ai commencé à sentir un gargouillement familier dans mon ventre. Un peu plus bas en fait.

Comprenant qu'il était à nouveau temps de pisser, je me suis préparé au flot involontaire. À ce stade, ce n'était plus une source d'embarras pour moi. Je voulais juste me soulager le plus vite possible. Mais alors que je sentais le cathéter se remplir de liquide, j'ai su qu'il y avait quelque chose d'autre. Quelque chose de plus gros.

À la seconde où j'ai compris ce que mon corps mijotait, je me suis demandé s'il existait des cathéters pour le rectum. Forcément. Sinon, comment des patients alités faisaient-ils pour déféquer ? Ils ne pouvaient tout de même pas faire sous eux ?

Je savais que mon visage ne trahissait ni mon embarras ni ma panique. Mais je sentais le mouvement dans mes intestins, alors que les choses se mettaient en route. Des choses familières, effrayantes. Mais même si j'avais pu me retenir, à quoi bon ? Ça n'aurait fait que retarder l'échéance. Mort de honte, j'ai tenté de me concentrer sur la présence de Lili à côté de moi.

Et maintenant ?

J'ai résisté, mais une fois au point de non-retour, je n'ai eu d'autre choix que de laisser la nature suivre son cours. Lili parlait à l'un des médecins à ce moment-là. Aucun d'eux ne regardait dans ma direction. Ils ne s'en sont aperçus que quelques minutes plus tard, quand une infirmière qui venait d'arriver a remarqué :

« Je pense que Rich a besoin d'être changé. »

Honnêtement, je ne me suis jamais senti aussi gêné.

Dans ma vie, on m'avait tiré dessus, agressé, menacé ; j'avais été blessé plusieurs fois. Pourtant, rien de ce que j'avais enduré ne soutenait la comparaison avec l'angoisse qui a été la mienne pendant les quelques minutes qui ont suivi.

L'infirmière s'est précipitée hors de la chambre, avant de revenir avec un collègue qui portait une cuvette et une sorte de serviette. Elle a soulevé le drap qui me couvrait et a tiré sur ma blouse, alors que l'autre retournait la moitié inférieure de mon corps. Je ne voyais pas vraiment ce qu'ils fabriquaient, et je n'en avais d'ailleurs pas vraiment envie, mais j'étais comme hypnotisé, surtout quand je me suis aperçu que j'étais emmailloté dans une sorte de mousseline sous ma blouse.

Je porte une couche ! Quand est-ce qu'ils m'ont mis ça ?

Probablement au moment où ils m'avaient branché à toutes ces machines. Mais j'étais surpris de n'avoir rien senti. Ça aussi, mon cerveau avait probablement jugé préférable de me le cacher, estimant que je n'étais pas prêt. Un homme n'est tout simplement pas programmé pour certaines choses. Comme se faire changer sa couche et nettoyer le derrière. Je ne pouvais pas imaginer de situation plus humiliante.

Heureusement pour moi, ça n'avait rien de bien nouveau pour Lili, que son travail avait familiarisée avec ce genre de situations, même si ça concernait d'autres hommes, des inconnus. Aucune femme ne devrait voir une telle chose arriver à son mari. Comment un mariage peut-il survivre à ça ?

Puis je me suis souvenu. Elle m'avait donné sa bénédiction pour mourir. Dans son esprit, notre couple n'avait pas d'avenir. Elle faisait de son mieux pour m'offrir un départ le plus confortable possible.

Même durant l'ignominie de cette toilette, j'ai retourné dans mon esprit ses propos de la veille. Pourquoi m'avait-elle fait ses adieux ? J'étais mal en point, mais sur la voie de guérison – ou ça ne saurait tarder, j'en étais certain. Qu'est-ce qui lui avait donné l'idée que mon heure était venue ? Avait-elle parlé sous le coup de l'émotion, ou Shannon avait-elle dit quelque chose qui avait tout déclenché ? Peut-être que la réaction de ma fille en me voyant avait suffi à faire basculer Lili ? J'aurais tant voulu leur prouver à toutes les deux que j'étais toujours là et bien là. Lili avait tellement l'habitude de s'occuper de patients en fin de vie qu'elle m'avait prématurément classé dans cette catégorie, par déformation professionnelle en quelque sorte.

Attends un peu. Je te réserve une surprise.

Toute bravade mise à part, ça continuait à me ronger. Elle m'avait dit adieu. Elle m'avait donné sa bénédiction pour m'éteindre. Ça n'arriverait pas, j'en étais persuadé, mais si je me trompais ? Est-ce qu'elle s'en remettrait ? Est-ce qu'elle se remarierait ? Ne lui faudrait-il que quelques années pour m'oublier ?

Je ne concevais pas la vie sans Lili. Mais l'idée qu'elle refasse la sienne m'était tout aussi insupportable. Je n'en suis pas fier, mais c'est comme ça. Bien sûr, je ne voulais que son bonheur, mais au fond de moi, j'étais terriblement jaloux de l'homme qui prendrait ma place à ses côtés pour le restant de ses jours.

Sors-toi ça du crâne. Ça n'arrivera pas.

Mais une partie de moi avait des doutes.

Au bout d'une dizaine de minutes, l'infirmière et son collègue m'avaient lavé et mis une couche propre. Ils ont terminé juste à temps. Alors qu'ils partaient, la porte s'est ouverte et Shannon est entrée. J'osais à peine imaginer comment elle aurait réagi en surprenant son cher papa en train de se faire torcher.

Ça m'a fait plaisir de la revoir, mais j'ai été encore plus heureux en voyant qui la suivait : Melanie, qui malgré ses trente-cinq ans serait toujours ma petite fille. Il y avait six heures de vol depuis Saint Louis ; elle n'avait pas dû beaucoup dormir. Un de ses fils l'accompagnait. Il m'a souri, ce que je n'oublierai jamais. Après, il a gardé les yeux rivés au sol. Je ne lui en ai pas voulu. Ce n'était sans doute pas facile pour lui. Mais je me suis demandé qui il craignait de mettre dans l'embarras – lui ou moi ?

J'aime toutes mes filles, sans exception, mais la visite de Melanie a eu sur moi plus d'effet que tous les fortifiants qu'auraient pu me donner les médecins de Queen of the Valley. Ça m'a vraiment remonté le moral. Sa mère et moi n'avions jamais été capables de la faire taire, même quand elle n'était qu'une enfant ; ça n'avait pas changé. Dieu merci. L'après-midi précédent avait ressemblé à une veillée funèbre. Lili, Shannon et sa famille, le personnel et Pat, tout le monde avait défilé dans un silence quasi complet. Ce n'était pas le style de Melanie. Elle avait toujours été le ciment des trois sœurs, un rôle qu'elle reprenait aujourd'hui, dans cette chambre d'hôpital. En sa présence, Lili et Shannon se sont mises à discuter, et quand la conversation s'est tarie, Melanie a été là pour la relancer. Ça m'a vraiment fait du bien de les entendre bavarder, en dépit des circonstances terribles de cette réunion. Il ne manquait plus que Michelle et nous serions au grand complet.

J'aurais pu écouter mes filles parler toute la journée. Peut-être que je l'ai fait. Je n'avais toujours pas la notion du temps. Tout d'un coup, j'ai remarqué que quelqu'un modifiait légèrement ma perfusion. Je connaissais le topo maintenant, je savais à quoi m'attendre d'ici quelques secondes.

J'espère toutes vous retrouver à mon réveil.

Mon vœu a été exaucé. Avant même de recouvrer la vue, j'ai entendu les voix que j'avais laissées au moment de m'endormir. Seulement cette fois, j'en ai distingué une nouvelle. Non, plus d'une. J'ai reconnu celle de Michelle immédiatement. J'en aurais pleuré de bonheur. Il m'a fallu quelques secondes supplémentaires pour situer l'autre, et j'ai eu besoin de mes yeux pour m'aider. Mais alors que ma vision gagnait en netteté, j'ai eu du mal à en croire mes yeux.

Steve.

Steve Logan, mon vieux copain d'école. J'avais joué dans les bois avec lui, on avait écouté des disques ensemble, je m'étais inscrit à un club de sport en même temps que lui. Nous avions un passé commun si riche, et quand il avait déménagé dans l'État de Washington, nous étions restés en contact. Et maintenant, il était là.

Oh, merci, Lili.

Appeler mes filles était une chose. Mais retrouver Steve était incroyable. J'étais tellement heureux qu'elle ait réussi.

Mais un peu troublé aussi. Pourquoi était-il venu ? Je n'étais tout de même pas à l'article de la mort.

« Il y a foule aujourd'hui », dit une des infirmières.

Melanie rit.

« Plus on est de fous, plus on rit. Papa est quelqu'un de très apprécié.

— Ils sont plus d'une trentaine à vue de nez, ajoute Shannon, revenant dans la chambre. Je ne sais pas où on trouvera la place pour faire asseoir la moitié d'entre eux.

— Et si on commençait par sortir ? » suggère Melanie.

Lili hoche la tête, apparemment soulagée d'avoir quelqu'un qui prend les décisions pour elle.

J'ignore combien de temps Steve est resté. Les minutes ont semblé s'écouler avec lenteur. Il n'avait pas grand-chose à dire. Pas à moi en tout cas. Melanie a eu plus de succès. Toutefois, quand elle ne lui posait pas une question directe, il se fermait comme une huître. Finalement, il s'est levé pour prendre congé. Il a remercié Lili de l'avoir invité, puis il m'a regardé droit dans les yeux.

« Au revoir, mon vieil ami », a-t-il dit.

« Au revoir, mon pote », j'ai voulu répondre. « Je viendrai bientôt te voir à Seattle, c'est promis. Je te dois une visite maintenant. »

Mais il s'est éclipsé avant que j'aie eu le temps de complètement formuler ma pensée.

Immédiatement après son départ, est entré quelqu'un dont la présence m'a encore davantage surpris que celle de Steve. C'était Elsa, ma troisième femme. Quelle initiative incroyable de la part de Lili ! Qui d'autre aurait songé à inviter l'ex de son mari dans un moment pareil ?

Elsa et moi étions restés en bons termes après le divorce, au point que je connaissais peu de gens dont l'irruption dans ma chambre m'aurait fait plus plaisir. Mon visage ne l'a peut-être pas montré, mais j'avais vraiment envie de sourire. Et j'ai eu la même sensation à plusieurs reprises au cours des quelques heures qui ont suivi.

Lili avait manifestement épluché le répertoire de mon portable. Après mes filles, mon meilleur ami et mon ex-femme, j'ai eu droit à un défilé à mon chevet. En vérité, c'était même un peu trop. Parmi eux se trouvaient des amis que Lili et moi avions en commun, des couples que nous fréquentions régulièrement, comme Keith et Pam Reuter, David et Colleen Topper. D'autres à qui je n'avais pas parlé depuis des années. D'anciens collègues de la police, d'autres camarades d'école ; Carol, ma sœur cadette, a elle aussi fait le déplacement. Et je ne vous parle que de ceux que j'ai vus. Comme je n'arrêtais pas de perdre et de reprendre conscience, je me rendais bien compte que j'avais dû louper certains visiteurs. Après tout, personne ne semblait en mesure de dire si j'étais réveillé ou pas. Mais ceux que j'ai pu voir m'ont fait un bien fou.

J'ai vraiment eu plaisir à voir un gars en particulier. Ma deuxième femme, Linda – elle aussi une infirmière –, m'avait un jour présenté à un de ses patients, un jeune homme prénommé Eric qui avait eu un accident de moto. Elle avait dû penser que ça lui ferait du bien de parler à un autre fana de bécanes. Il avait vingt-cinq ans de moins que moi, mais ça a tout de suite accroché entre nous. Il était fort, et très courageux – il en avait besoin, parce qu'il était paralysé à partir du cou suite à son accident. Il refusait que la tétraplégie et le fait d'être cloué dans un fauteuil roulant lui gâchent la vie, mais même ainsi, c'était manifestement difficile pour lui. Alors, la vue de son visage souriant me touchait profondément. Je n'imaginais pas ce qu'il avait eu à endurer pour arriver jusqu'ici.

Eric a été l'un des plus bavards. Peut-être parce qu'il avait lui-même dû rester allongé sur un lit d'hôpital ; il savait ce que c'était. La plupart des gens, néanmoins, se sont comportés comme Shannon et Steve : rendus muets par la tristesse et, apparemment, à bout. Malgré leur désir de faire bonne figure, leur conversation se tarissait assez rapidement dès qu'ils s'apercevaient qu'il n'y avait aucune réaction à attendre de ma part. En général, je pense qu'ils étaient soulagés quand l'infirmière les faisait sortir, après que leurs cinq minutes étaient écoulées.

Beaucoup de gens caressent l'idée d'être présents à leurs propres funérailles pour voir qui sera dans l'assistance. Peu après le départ d'Eric, j'ai eu l'impression de vivre une expérience similaire. Et je dois reconnaître que j'ai été agréablement surpris par le nombre de personnes qui avaient fait le déplacement. À la fois satisfait et honoré par ce défilé de tous les gens qui comptaient le plus à mes yeux. Ils étaient tous venus me rendre un dernier hommage et me dire au revoir.

Mais je ne voulais ni de leurs adieux ni de leurs larmes. Et j'aurais souhaité éviter de mettre mal à l'aise les êtres qui m'étaient les plus chers. J'étais reconnaissant à Lili d'avoir prévenu tous ces gens, mais j'aurais peut-être préféré qu'elle attende ma sortie d'hôpital. On aurait pu fêter mon rétablissement tous ensemble à la maison. Tout le monde en aurait profité – y compris moi. Ç'aurait été plus agréable que cette procession solennelle d'amis et de proches qui n'avaient rien à dire. Ça n'avait tout de même pas pu échapper à Lili ?

Une fois de plus, mon esprit est revenu sur ses adieux de la veille. Elle m'avait dit au revoir, et maintenant, c'était le tour de mes amis et de mes parents.

Mais c'était prématuré. Je n'irais nulle part. Pourquoi est-ce que personne ne comprenait ça ? J'allais me remettre. Dès que les toubibs sauraient que je les entendais parfaitement, ils annuleraient les derniers sacrements.

Bien que je sois allongé sur le dos et ne puisse pas bouger un muscle, je me suis senti épuisé par ce défilé. Tous ces sourires forcés... Mais la pièce a fini par se vider, et je suis resté avec ma famille proche. Puis les filles sont sorties à la queue leu leu, me laissant à nouveau seul avec Lili. Mais je me rendais bien compte qu'elle se préparait à rentrer à la maison. Comme on venait juste d'aspirer ma salive et de me nettoyer, j'ai été surpris de voir revenir le médecin qui s'était le plus souvent occupé de moi.

Un collègue en blouse blanche, que je ne connaissais pas, l'accompagnait.

Lili se tenait au pied de mon lit, les clés de la Mustang à la main, mais naturellement elle a attendu de voir ce qu'ils avaient l'intention de me faire. Curieusement, ils ne se sont pas intéressés aux machines ou aux tubes, mais se sont approchés de Lili à qui ils ont demandé si elle pouvait leur accorder un instant.

« Bien sûr, a-t-elle répondu. De quoi s'agit-il ?

— Rich est là depuis deux jours, a dit le médecin que j'avais reconnu, et, comme vous le savez, il ne présente aucun signe d'amélioration. »

Lili a hoché la tête, se tournant instinctivement vers moi.

« Nous pensons que le "casse-caillot" n'a pas eu l'effet escompté, ce qui signifie que Rich a moins de deux pour cent de chance de survivre plus de quelques jours. »

Il a continué en expliquant que tout mon corps avait lâché, que mes organes internes ne fonctionnaient plus sans assistance, et que mon cerveau s'était pratiquement arrêté à cause de la privation d'oxygène.

« Il a perdu l'usage des cinq sens et n'est plus capable de penser, a-t-il affirmé avec une absolue conviction.

— D'accord, a fait Lili d'une voix dont la fermeté toute professionnelle commençait à vaciller. Et s'il s'en sort ? »

Le médecin a hésité avant de répondre.

« Dans ce cas – et je vous rappelle la faiblesse de cette probabilité –, il passera le restant de ses jours dans cet état ou presque. (Il a fait un geste dans ma direction.) Il ne sera guère plus qu'un légume, je le crains. »

Le silence de Lili m'a semblé durer plusieurs minutes. Le seul bruit dans la pièce était produit par les soupirs cadencés et les bips de la machine qui, d'après le médecin, me maintenait en vie.

« D'accord, a-t-elle fini par reprendre. Qu'est-ce que vous cherchez à me dire exactement ? »

Les médecins ont échangé un regard. Puis celui que je ne connaissais pas a répondu :

« Après réflexion, nous pensons que vous devriez envisager de débrancher le respirateur artificiel de Rich. Je suis navré, Lili, mais il ne reviendra pas. »

Maintenant, j'entendais un autre bruit dans la pièce. Ou du moins dans ma tête. Moi, en train de hurler. Ces types en blouse blanche essayaient de convaincre ma femme de me tuer. Ils voulaient me débrancher, parce qu'ils pensaient que je ne me remettrais jamais. Ils croyaient que j'étais un légume, que je n'étais pas capable de comprendre ce qui se passait autour de moi.

Alors qu'ils se trompaient. Dans ma tête, je n'avais pas changé, j'étais toujours le même type, l'homme qui avait épousé Lili en 2006. Celui qui avait ri et plaisanté avec elle au cours de ces trois dernières années, celui...

Je me suis arrêté.

Celui qui avait évoqué avec elle différents scénarios de fin de vie, au cours de ce que j'avais baptisé la « Conversation ».

Je regrette vraiment qu'on ait fait ça...

Lili avait abordé la question, à peine deux mois après notre mariage. Les affinités que nous nous étions découvertes pendant la période où nous sortions ensemble n'avaient fait que se renforcer depuis que nous étions un couple. Nous passions des soirées entières en conversations profondes, sur tous les sujets imaginables. Un échange particulier est toutefois resté gravé dans mon esprit. Lili est quelqu'un de pragmatique, et son travail au centre de soins palliatifs l'oblige à affronter la face la plus sombre des services de santé. Un jour, elle est rentrée et m'a demandé si nous pouvions parler.

« Bien sûr, ai-je répondu. De quoi ?

— De la mort.

— *D'accord*… Mais encore ? »

Elle m'a raconté qu'elle venait juste d'accompagner une femme pendant ses dernières heures, bien que la patiente fût effectivement morte depuis des semaines. Elle avait été maintenue en vie par des machines. Chaque jour, Lili avait observé l'affliction grandissante de la famille de cette femme. La vue de leur parente bien-aimée les torturait, et quand la mort était enfin venue, tout le monde s'était senti soulagé.

« Promets-moi, si un jour le cas devait se présenter, que tu ne permettras jamais que je devienne un fardeau pour toi, a dit Lili. Si le pire se produit, ne gâche pas ta vie à cause d'un rêve impossible. Débranche-moi et continue à vivre. »

Le tableau qu'elle me dépeignait était terrifiant, je n'ai donc eu aucune hésitation à accepter sa demande.

« À une condition, ai-je ajouté. Tu dois me jurer de faire la même chose pour moi. J'ai huit ans de plus que toi. Alors, si quelqu'un doit finir comme ça, c'est probablement moi. »

Cette conversation sur un sujet pourtant grave a eu lieu sans qu'aucune émotion ne vienne troubler notre jugement ; ça en dit long sur notre couple. Nous nous aimons, mais ça n'empêche pas d'avoir le sens pratique. Et à présent, nous étions prêts, quoi que l'avenir nous réserve.

Mais ça, c'était avant, quand nous étions en bonne santé. Quelques années plus tard, c'était une autre histoire, au moins pour l'un de nous – et les médecins attendaient une réponse.

J’ai regardé Lili. Je savais déjà ce qu’elle allait dire. Nous avions précisément discuté de cette éventualité et pris un engagement mutuel. Le moment venu, nous avions convenu de ne pas hésiter à débrancher l’autre.

Lili a ouvert la bouche pour donner sa réponse.

J’avais envie de pleurer.

Ma propre femme était sur le point de me tuer.

10

Ouah ! je suis libre

« Ne les laisse pas me tuer, Lili. Je sais qu'on en a discuté et que j'étais d'accord, mais je peux m'en sortir. J'en suis persuadé. »

J'ai beau crier dans ma tête, je reste muet. Les trois personnes au pied de mon lit me regardent toutes avec le même mélange de pitié et de résignation. Pour deux d'entre elles, je ne suis déjà plus un être humain, mais une statistique dans les tableaux de l'hôpital Queen of the Valley. Quant à la troisième, j'ignore ce que je suis devenu à ses yeux.

« Je suis là, Lili ! C'est moi. Regarde ! »

Elle se tourne vers les médecins. Je crains le pire. L'espace d'une seconde, je regrette qu'ils se trompent – je préférerais ne plus avoir l'usage de mes cinq sens.

Ai-je vraiment envie d'entendre ma femme donner le feu vert pour ma propre mort ?

Elle respire bien fort. De mon côté, une machine s'assure de la régularité de ma respiration.

Lili, je t'en supplie...

« Ce n'est pas une décision que je peux prendre seule, dit-elle enfin. Je dois consulter ses filles.

— D'accord, nous comprenons, répond le nouveau

médecin. Mais si vous suivez notre suggestion, nous vous promettons qu'il ne sentira rien. »

Il marque une pause, puis a un haussement d'épaules impuissant dans ma direction.

« Votre mari est pour ainsi dire déjà mort. »

Déjà mort ? Quel toubib digne de ce nom n'était pas fichu de faire la différence ? Qu'est-ce que c'était que cet hôpital ?

J'étais furieux quand Lili m'a embrassé avant de partir. Je n'étais pas mort, bon sang ! Je les entendais parfaitement. Je sentais le souffle de ma femme sur ma joue, je voyais les larmes dans ses yeux.

Quand ses lèvres ont touché mon visage, j'ai eu l'impression de prendre une décharge de mille volts.

Un mort aurait-il eu de telles sensations ?

Elle est partie presque sans se retourner. J'aurais aimé croire qu'elle ne supportait pas de me voir ainsi, mais elle se sentait probablement coupable. Pas facile de regarder un condamné quand on signe son arrêt de mort.

Après, tout m'est devenu indifférent. Les infirmières ont fait ma toilette et ont changé ma couche, on a ajusté le niveau de ma perfusion et aspiré ma salive. J'ai laissé faire sans y penser et sans embarras. Ils pouvaient bien me faire tout ce qu'ils voulaient maintenant. D'ici quelques heures, ça n'aurait plus d'importance.

Plus rien n'aurait d'importance.

Je m'imagine la scène.

Shannon, Melanie, Michelle et Lili sont assises autour de la table chez Shannon.

« Tu ne peux pas les laisser faire ça, dit Melanie en larmes.

— J'ai promis à Rich, répond Lili. On s'est mis d'accord. C'est sa volonté.

— Mais c'est notre père, proteste Shannon.

— Et mon mari. Même s'il se rétablit, il ne voudrait pas vivre ainsi. Vous le savez. »

Les filles hochent la tête. Puis Michelle renchérit :

« Ce serait pire que la mort pour lui qui a toujours été un homme si actif.

— Alors, c'est décidé, conclut Lili. J'informerai les médecins dès demain. »

Ç'a été la nuit la plus longue de ma vie. Sachant que Lili était quelque part, probablement chez Shannon, avec Melanie et Michelle, en train de débattre de l'opportunité d'éteindre ou pas les machines qui me maintenaient en vie. J'ai envisagé toutes les permutations possibles de cette conversation. Je n'ai pas cessé de me repasser la scène dans ma tête, changeant chaque fois les arguments des unes et des autres. Mais elles arrivaient immanquablement à la même conclusion.

Il fallait me débrancher.

À ma droite, hors de mon champ de vision, le son régulier du respirateur me rappelait constamment la gravité de mon état. J'avais besoin d'une assistance technologique pour faire pipi, pour respirer, et aussi pour ne pas me noyer dans ma propre salive. Sur ce point, les médecins avaient mis en plein dans le mille. Mais ils avaient également dit que j'avais perdu l'usage de mes sens. Et sur ce point, ils se trompaient du tout au tout.

Soudain, je me suis rendu compte que la télévision était allumée et diffusait les programmes de la chaîne National Geographic.

« Écoutez ! ai-je eu envie de hurler aux médecins. Je peux *voir* ça. Ma vue se porte très bien. »

J'ai suivi l'émission pendant quelques minutes, histoire de me changer les idées. C'était un documentaire sur l'espace. Les lumières vives à l'écran m'ont donné envie de plisser les yeux. À défaut, je me suis contenté de les cligner.

Il m'a fallu quelques secondes pour comprendre la portée de mon acte.

Je viens de cligner des yeux !

Au cours des deux derniers jours, mes yeux s'étaient ouverts et fermés involontairement. Depuis mon réveil, mes paupières avaient continué à lubrifier normalement les globes oculaires, en pilotage automatique. Mais cette fois, j'avais *décidé* de cligner des yeux. Mon cerveau avait donné une instruction et mes paupières avaient obéi. Ou du moins le pensais-je. Un doute m'a traversé l'esprit. Ne s'agissait-il que d'une coïncidence ? Peut-être que j'avais eu l'idée de cligner des yeux précisément au moment où mon corps s'apprêtait à le faire.

Il n'y avait qu'une façon de le découvrir.

Ma dernière tentative me semblait remonter à une éternité, même s'il ne s'était probablement pas écoulé plus d'une trentaine d'heures. Mon esprit s'est détourné des images de la télévision. Je ne m'intéressais pas à ce que je pouvais *voir*, juste à ce que j'étais en mesure de *contrôler*. J'ai concentré chaque nerf de mon corps sur mes yeux, mettant mon esprit à rude épreuve. Si j'avais été maître de ma respiration, j'aurais retenu mon souffle pour économiser de l'énergie. Rien n'avait d'importance à ce moment-là, à part mes yeux.

J'ai compté à rebours à partir de trois. Ça m'a paru de circonstance, étant donné l'émission sur la conquête spatiale qui continuait à être diffusée en marge de ma conscience.

Trois.

Deux.

Un.

Mise à feu !

Noir !

Cette fois, je savais que le propofol n'y était pour rien. J'étais toujours alerte, bien réveillé. Et, pour la première fois depuis mon arrivée à Queen of the Valley, j'ai ressenti une profonde satisfaction.

Simplement parce que j'avais réussi à fermer les yeux.

Au moins, l'argent ne sera pas un problème. Mon assurance prendra tout en charge. C'est l'avantage d'avoir été dans la police ; les flics ne mégotent pas là-dessus. Et j'ai toujours payé mes primes.

Quoi d'autre, alors ?

Est-ce qu'ils auront une pensée pour moi ? J'ai mis ma vie au service de la communauté ; est-ce que je ne mérite pas de vivre ? Je suis prof dans un lycée, bon sang. J'ai une femme, des enfants et des petits-enfants. On ne peut pas simplement m'éliminer. Pas comme ça.

Je ne peux pas survivre sans mon respirateur. Et alors ? Un invalide ne peut pas marcher sans ses béquilles. Mérite-t-il de mourir pour autant ? Mon respirateur est ma béquille.

Plus j'y pense, plus ça me met en rogne. Si je pouvais bouger la main, je retirerais toutes les perfusions. J'arracherais ce tube de ma gorge. Je fracasserais le respirateur et je sortirais de cet endroit. Personne n'a le droit de décider à ma place si mon heure est venue.

Qu'est-ce que je leur ai fait ? Quel mal ai-je jamais fait à quiconque ? Il est trop tôt. Pourquoi ne peuvent-ils pas comprendre ça ?

Quelle sensation incroyable. Tellement…

Tellement quoi ?

Allongé dans l'obscurité que j'avais créée, je me suis soudain senti accablé par des ténèbres d'un genre différent. Un instant plus tôt, j'avais été d'humeur à fêter cette première victoire, mon premier petit pas vers la guérison. Maintenant, je n'en voyais plus l'intérêt.

J'avais réussi à fermer les yeux, la belle affaire ! Ça ne prouvait rien. En quoi étais-je brusquement qualifié pour remettre en cause le diagnostic de médecins spécialistes des AVC ?

J'ignore d'où ce nuage noir est descendu. Peut-être le contrecoup de l'effort exigé pour ordonner à mes propres yeux de m'obéir. Ou alors, la prise de conscience que cligner des yeux ne fait pas de vous un hercule. Quoi qu'il en soit, pour la première fois depuis mon arrivée à Queen of the Valley, je me suis senti découragé. À quoi bon lutter contre l'inéluctable ? Mon assurance me garantissait le meilleur traitement ; alors, si mes médecins affirmaient que j'étais déjà mort, ils avaient probablement raison.

Éteignez les machines ; qu'on en finisse.

En un temps record, j'étais passé de la colère à la jubilation, puis à la résignation. Qui avais-je cru tromper en m'apitoyant sur moi-même ou avec mon enthousiasme naïf ? Le fait que mon cerveau soit conscient ne signifiait pas que j'étais en vie. C'était juste le signe que j'étais dans le déni.

J'ai enfin compris. Je suis mourant.

J'avais été pris dans un tourbillon d'émotions, mais à présent je ressentais une sorte de sérénité nouvelle. Pourquoi gâcher mes dernières heures – ou minutes – à pester contre le monde entier ? Je devais simplement accepter mon sort et passer à autre chose – tout comme ma famille. Le fait que mes sens continuent à fonctionner, en dépit de l'avis des médecins, était sans importance.

Bientôt, ils me seraient aussi inutiles que mes bras et mes jambes.

J'ai accueilli cette prise de conscience avec soulagement.

Ouah. Je suis libre.

Aussi incroyable que ça puisse paraître, admettre que j'étais mourant m'a fait un bien fou. Alors que je répétais inlassablement ces mots dans mon esprit, j'ai eu l'impression qu'on soulevait un poids de mes épaules.

Arrête de te battre contre tout, Rich.

La mort n'est pas ton ennemie. Ouvre-lui les bras.

Je ne me souvenais pas d'avoir jamais été plus heureux. Tout a changé à partir de là. Les soupirs de mon respirateur artificiel ont cessé d'être un rappel constant de la faiblesse de mon corps décrépit pour ne devenir que les bruits d'un gadget. Un jouet. En un clin d'œil, mon point de vue sur cette machine a été bouleversé. La répulsion que m'inspirait son existence a cédé la place à des pensées plus positives. *Cool, je n'ai même pas besoin de respirer.*

Et ma joie n'a fait qu'augmenter quand j'ai senti le flot de liquide désormais familier traverser mon cathéter quelques minutes plus tard. Encore une chose dont je n'avais plus à me soucier. Ma nourriture arrivait via une perfusion, et je me débarrassais des déchets grâce à un tube en plastique dans mon pénis. J'avais même une infirmière personnelle qui se chargeait d'aspirer ma salive. Un confort digne d'un palace ; je commençais à me plaire ici.

Mes idées noires et ma colère n'étaient que de lointains souvenirs. Tout me semblait clair à présent. Je savais pertinemment que la mort, ce n'était finalement pas si grave, puisque, à en croire les médecins, j'étais déjà presque mort. J'estimais même être un privilégié. Je pouvais encore voir les êtres qui m'étaient chers. Combien d'hommes dans ma situation avaient cette chance ? Je devais absolument profiter au maximum de mes derniers moments. Quand Lili reviendrait, je ne la quitterais pas des yeux une seconde.

Je veux qu'elle soit la dernière chose que je voie en partant...

Je me suis de nouveau intéressé à la télévision. Le documentaire sur la conquête spatiale était terminé, remplacé par des images de poissons et de corail. Le silence du film sous-marin m'a rappelé ma propre situation.

Mais plus pour longtemps. Plus pour longtemps...

11

Je pense qu'il y a quelqu'un dans ce corps

Je suis réveillé.

Il fait noir, c'est probablement la nuit.

À moins que... ?

J'ouvre les yeux.

Super.

J'avais oublié que je pouvais faire ça. Je veux recommencer. Alors, je me lance.

Jour/nuit. Jour/nuit. Jour/nuit.

C'est plus lent qu'avant, mais je suis aux commandes, ça ne fait aucun doute. Ce ne sont ni des spasmes ni des réflexes. C'est moi. Je cligne des yeux.

Si je conquiers l'Everest l'an prochain, je n'en tirerai probablement pas davantage de satisfaction.

L'infirmière se penche vers moi pour siphonner ma bouche. Je cligne des yeux à son intention. Elle ne réagit pas. Et pourquoi le devrait-elle ? Elle a dû me voir battre des paupières un millier de fois. Elle ne peut pas savoir que là, c'est différent. Que c'est moi.

J'entendais le personnel de l'hôpital s'affairer derrière la porte ; à ça venait s'ajouter le bruit de la circulation qui s'invitait par la fenêtre ouverte. Le début d'une nouvelle journée. Je n'aurais plus à attendre longtemps la visite des hommes en blanc. Je me suis demandé quand Lili viendrait leur donner l'autorisation dont ils avaient besoin. J'avais désespérément envie de lui parler, de mettre un terme à toute angoisse existentielle qu'elle s'infligeait. Je m'étais réconcilié avec l'idée de mourir, que je considérais à présent comme un petit saut de l'autre côté depuis l'endroit où je me trouvais en ce moment. Qu'est-ce qui peut arriver de pire à quelqu'un de presque mort ?

Avais-je d'ailleurs besoin de revoir Lili ? Ça m'aurait fait plaisir, bien sûr. Mais elle m'avait déjà dit au revoir. Et, à ma façon, j'en avais fait autant. Quant à ma famille et à mes amis, les trente à quarante personnes entassées dans la salle d'attente hier, ils n'avaient pas eu à dire quoi que ce soit. Leur présence était suffisamment éloquente. C'était la fin. Aucun d'eux n'espérait me revoir un jour.

Comme d'habitude, j'ai perdu la notion du temps. Pour moi, la journée ne débutait qu'avec l'arrivée de Lili. Mais aujourd'hui, quand elle franchirait la porte, ce serait la dernière fois. Deux jours, ou même quelques heures plus tôt, cette pensée m'aurait ébranlé jusqu'au tréfonds. Mais plus maintenant. Dans la résolution d'un problème, la première étape consiste à reconnaître qu'on en a un. Et j'avais accepté le fait que j'étais mourant. Avec cette ultime visite, Lili venait me souhaiter bon voyage.

Sauf coïncidence, l'accueil de l'hôpital avait dû prévenir les médecins de son arrivée. À peine quelques secondes après qu'elle fut entrée, ployant tel Atlas sous le poids du monde, les deux médecins de la veille l'ont rejointe.

Ils ont vaqué à leurs occupations quelques instants. Puis l'un d'eux s'est enfin lancé.

« Alors, madame Marsh, avez-vous eu l'occasion de réfléchir à notre discussion d'hier ? »

Elle a hoché la tête.

Ça y est. C'est le moment. Combien de temps me reste-t-il ? *Dix minutes ? Une demi-heure, peut-être, avant qu'ils soient prêts ?*

Lili a toussé doucement.

« Les filles de Richard et moi avons décidé de… »

Elle a marqué une pause, la gorge nouée par l'émotion, avant de s'éclaircir la voix et de poursuivre.

« Nous avons décidé de ne pas éteindre les machines. Nous voulons donner une chance à Richard. »

Non, Lili. Ne t'inquiète pas. Ne te sens pas obligée de faire ça. Je suis prêt à partir.

Les médecins ont échangé un regard.

L'un d'eux a fini par prendre la parole.

« Si c'est votre choix, Lili…

— Oui. (Elle s'est tournée vers moi.) Je ne peux pas le débrancher. Ce n'est pas bien. Il est toujours là. Je le sens. »

Je ne savais pas quoi en penser. Comment pouvait-elle « sentir » que j'étais toujours là ? C'était d'autant plus troublant qu'elle m'avait déjà dit au revoir. N'utilisait-elle qu'un prétexte pour retarder l'échéance ? J'avoue avoir été un peu déçu. À quoi bon s'accrocher de cette façon ? À en juger par l'expression des médecins, la décision de Lili ne faisait que reporter l'inévitable. Avec un peu de chance, j'y gagnerais peut-être quelques jours de plus avec ma famille. Puis la nature suivrait son cours, et d'ici là ma vue, mon ouïe et tout le reste auraient subi le même sort que mes poumons et ma vessie. C'était une question de temps.

Lili avait fait le meilleur choix en fonction de ce que lui dictait sa conscience, mais ça ne prolongerait pas ma vie pour autant.

Les deux médecins ne cachent pas leur déception. J'imagine que je leur fais pitié. Ils n'ont rien à gagner à me débrancher. À part libérer un lit en soins intensifs, je suppose. Mais les problèmes de logistique ne sont pas de leur ressort. L'hôpital Queen of the Valley a tout un service administratif dont c'est le boulot.

Lili est au bord des larmes. Bien qu'elle vienne de m'offrir un sursis, elle sait que je suis dans la dernière ligne droite. Elle peut empêcher qu'on me prenne ma vie prématurément, mais elle ne peut pas me maintenir en vie indéfiniment.

Tandis que je regarde ma femme, je ne fais pas attention au médecin-chef qui s'approche de moi et se met à examiner mon visage. Comme s'il tentait de scruter mon âme. Alors qu'il se penche plus près, je ne peux pas me retenir. Je cligne des yeux.

Il retourne auprès de son collègue, échange quelques mots avec lui et sort de la chambre. Quelques minutes plus tard, il est de retour avec un homme que je reconnais : le neurologue qui s'est occupé de moi aux urgences.

« Vous souhaitez avoir un autre avis, c'est bien ça ? » dit-il.

Le médecin-chef hoche la tête et me désigne d'un geste.

« Dites-nous ce que vous en pensez. »

Le neurologue s'approche et étudie mon visage avec la même intensité que son collègue. Il incline la tête, comme un chien qui, attentif aux bruits produits par un lapin, tend l'oreille.

« D'accord. Permettez que je tente quelque chose ? demande-t-il aux médecins.

— Allez-y », répondent-ils en chœur.

Il respire profondément, puis il se lance :

« Rich, je pense qu'il est possible que vous m'entendiez. Si c'est le cas, clignez des yeux une fois pour dire oui. »

Je regarde sa bouche former les mots. Je sens son haleine tandis qu'il les prononce. Enfin, je les entends.

Je le crois, du moins.

Je rêve ou il vient de s'adresser directement à moi ?

Je suis tellement stupéfait que j'en oublie presque de répondre.

Allez, mes yeux ! On peut y arriver...

Je me concentre de toutes mes forces et je réussis à cligner des yeux.

Le neurologue sourit.

« D'accord. Essayons autre chose. Rich, si vous me comprenez, clignez deux fois maintenant. »

J'ai pigé. Il veut écarter la possibilité d'une coïncidence la première fois.

Je cligne des yeux à deux reprises.

Au pied de mon lit, Lili et les deux médecins me fixent du regard en silence.

Le neurologue se tourne vers eux et bien qu'il soit maintenant à la limite de mon champ de vision, je devine que son sourire est aussi large que sa ceinture.

« Mesdames et messieurs, dit-il, je pense qu'il y a quelqu'un dans ce corps. »

Devant moi, Lili fond en larmes.

12

Un clignement pour dire « oui »

« Bonjour, Richard. Je suis le Dr Kako. »

L'homme que j'ai déjà vu à de nombreuses reprises – c'est lui qui m'a examiné et a suivi mes progrès – se présente comme si nous nous rencontrions pour la première fois. Et d'une certaine façon, c'est le cas. Il ne se doute pas que je l'ai à l'œil depuis trois jours. J'ignore à combien de patients dans le coma ou dans un état végétatif il a eu affaire au cours de sa carrière. Certainement beaucoup. En ce qui me concerne, il a posé un diagnostic immédiatement, et tous ses collègues l'ont approuvé. Tous les indices médicaux amenaient à cette conclusion. Ce n'est donc pas de sa faute s'il s'est trompé.

« Vous m'entendez ? Clignez des yeux si vous m'entendez. »

Je m'exécute.

« Très bien, Rich. Je suis heureux de faire enfin votre connaissance. »

Je cligne à nouveau des yeux.

Il sourit.

« Si vous voulez bien, je vais tenter de vous expliquer ce qui vous arrive. Vous souffrez d'une maladie appelée syndrome d'enfermement. »

Me voilà bien avancé.

« Je n'en ai jamais entendu parler », intervient Lili, qui se tient sur le côté, hors de mon champ de vision.

Si c'est nouveau même pour une professionnelle de santé expérimentée, je comprends mieux pourquoi les médecins n'ont pas posé un diagnostic correct plus tôt.

Le Dr Kako me décrit, le plus clairement possible, ce qui m'est arrivé. Le caillot de sang dans mon artère basilaire empêchait l'oxygène d'atteindre mon cerveau. Avec mon autorisation, ils m'ont donné de l'Activase pour le dissoudre. Mais comme je n'ai montré aucun signe d'amélioration, ils en ont déduit que le médicament n'avait pas eu d'effet. En fait, dans les heures qui ont suivi l'injection, mon corps a continué à me lâcher, petit à petit. Dans quatre-vingt-dix-neuf pour cent de cas similaires, c'est l'activité cérébrale qui s'arrête ensuite. Tous les sens cessent de fonctionner, et le patient entre dans un état végétatif. Le médecin m'explique que j'ai manifesté tous les symptômes d'un coma. Pendant plus de deux jours, j'ai été la seule personne à savoir qu'il n'en était rien.

« Mais vous avez cligné des yeux, ajoute-t-il avec un sourire. Et ça change tout. »

Ouah. Ça fait beaucoup à encaisser. Imaginez que je n'aie pas soudain été capable de contrôler le battement de mes paupières. Ils continueraient tous à penser que je suis comateux. Et si Lili avait donné l'autorisation de me débrancher la première fois qu'ils la lui ont demandée, je n'aurais rien pu faire pour leur prouver que j'étais toujours là.

Quel veinard !

Je ne sais pas qui d'autre emploierait ce mot pour me décrire. Certainement pas le Dr Kako, à en juger par son expression. Alors qu'il poursuit ses explications, je commence à comprendre pourquoi.

« Ce n'est pas de gaieté de cœur que je vous donne cette information, mais dans environ quatre-vingt-dix pour cent des cas, les patients souffrant de syndrome d'enfermement décèdent dans les quatre mois après le diagnostic. »

D'accord...

« Et la majorité de ceux qui survivent ne retrouve pas l'usage de leurs fonctions motrices. (Il marque une pause.) Autrement dit, vous ne pourrez sans doute plus jamais bouger vos membres ou votre tête, ni contrôler votre corps. Il existe aussi une très forte probabilité que vous ne retrouviez pas la parole. »

J'admire son honnêteté. Je n'aimerais vraiment pas avoir à tenir ce genre de discours à qui que ce soit. Au cours de ma carrière de policier, j'ai moi aussi été trop souvent le porteur de mauvaises nouvelles. Toutes ces occasions où j'ai frappé à la porte de gens dont j'allais bouleverser la vie. Je sais combien c'est difficile ; c'est ce qui me permet d'affirmer que ce médecin fait de l'excellent travail.

Je veux le rassurer. Quelques heures plus tôt, je me suis fait à l'idée de mourir. Rien n'a changé depuis. Ce qui doit arriver arrivera. Mais au moins, je ne suis plus seul. Et je ne baisserai pas les bras. Je vais me battre. J'ai une très bonne raison pour ça.

J'entends Lili tousser.

Il m'est impossible de dire ce que je ressens juste en clignant des yeux. Mais elle sait.

« C'est toi, Rich ? Tu es vraiment là ? »

Penchée vers moi, Lili tenait une de mes mains dans les siennes.

J'ai cligné des yeux.

« C'est un clignement pour "oui" ? a-t-elle demandé, se tournant vers le médecin pour obtenir confirmation.

— À vous de convenir d'un code avec Richard, a-t-il répondu. Mais comme j'ai commencé à communiquer avec lui de cette façon, autant continuer. Vous êtes d'accord, Richard ? »

J'ai à nouveau cligné des yeux.

« Oh, Rich ! »

En général, au cours de nos discussions qui se prolongeaient souvent tard dans la soirée, je brûlais d'exprimer ce que j'avais à dire. J'étais tellement désireux d'entretenir la conversation, et d'entendre la réaction de Lili sur les sujets les plus divers, que je balançais mes idées dès qu'elles me passaient par la tête, la noyant sous un flot de mots, alors qu'elle n'avait même pas encore fini de parler. Mais à présent, j'étais content de simplement l'entendre s'adresser à moi comme à un être humain, bien vivant. Après ces longs moments de présence silencieuse à mes côtés, sa voix m'a fait le même effet qu'une bière fraîche par une journée de forte chaleur.

Elle m'a soumis à un feu roulant de questions auxquelles j'ai répondu de mon mieux. Mais tant qu'on n'a pas essayé, on ne se rend pas compte à quel point il est difficile de mener une conversation avec quelqu'un en ne lui posant quc des questions fermées. Plus que tout, Lili voulait savoir comment je me sentais. Je vous défie de donner une réponse en clignant une ou deux fois des yeux. Au bout d'un moment, nous avons tous les deux commencé à trouver cet exercice amusant.

Lili était navrée de ne pas s'être aperçue plus tôt que j'avais toute ma tête. Son sentiment de culpabilité m'était bien plus pénible que de ne pas pouvoir répondre à certaines de ses questions. Ce n'était pourtant pas sa faute ; j'aurais aimé le lui dire. En fait, si j'étais toujours là, c'était bien grâce à elle. Si elle avait laissé les hommes en blanc décider à sa place, ils m'auraient débranché depuis belle lurette.

D'ailleurs, mes soins courants n'allaient pas changer parce que tout le monde savait que je n'étais plus « déjà mort ». Mais désormais, quand une infirmière annoncerait qu'il était temps de me reposer – en général, au bout d'une heure de veille –, elle s'adresserait à moi, puis à Lili, avant de tourner le bouton pour réguler le débit de ma perfusion.

Qu'est-ce que ça signifie concrètement pour moi ?

En pratique, je suppose qu'ils ne peuvent plus me débrancher. Je suis vivant et je dispose de toutes mes facultés cognitives. Je suis peut-être paralysé, mais je ne suis pas en état de mort cérébrale, juste prisonnier d'un corps qui ne fonctionne pas. D'un point de vue moral, j'ai le droit de vivre au même titre que n'importe qui d'autre dans cette pièce.

Mais le plus génial, c'est de pouvoir à nouveau communiquer. Avec ma femme, mes filles, mes amis – et mon médecin.

Quand il m'a expliqué mon état, le Dr Kako a précisé qu'à partir de maintenant je pouvais prendre des décisions concernant mon traitement.

Mais j'ignore lesquelles. Après tout, le Dr Kako appartient à l'équipe médicale qui m'a affirmé que mes chances de survie étaient minimes.

Comme d'habitude, je me suis réveillé sans que quelqu'un s'en aperçoive. Shannon et Melanie ont rejoint Lili et l'infirmière dans ma chambre. À leurs visages anxieux, j'ai deviné qu'on leur avait annoncé la nouvelle. Mes filles me regardaient, attendant un signe quelconque ; comme elles n'ont pas bronché quand j'ai repris conscience, mes yeux étaient probablement déjà ouverts. Peut-être qu'elles ont tenté de me parler plus tôt, mais n'ont obtenu aucune réaction. Quelle déception pour elles !

Je devais attirer leur attention. Cligner des yeux, c'était tout ce que j'avais à ma disposition, alors c'est ce que j'ai fait.

Jour/nuit. Jour/nuit. Jour/nuit.

Rien.

Journuitjournuitjournuitjournuitjournuitjournuit.

Finalement, Lili a remarqué mon manège.

« Je crois qu'il est réveillé. »

Quelques secondes plus tard, mes filles se pressaient autour du lit.

« Papa, tu es là ? » a demandé Melanie d'une petite voix hésitante qui m'a semblé terriblement jeune – la nervosité, probablement.

Après un nouveau clignement d'yeux, j'ai senti une légère douleur. On n'imagine pas à quel point battre des paupières est fatigant, surtout quand on ne peut rien faire d'autre.

Face à moi, trois visages de femmes aux sourires magnifiques. Les filles ont échangé un regard, puis elles se sont mises à parler en même temps ; comme aucune ne parvenait à formuler une question fermée, Lili leur a expliqué le système.

Leur plaisir à me parler m'a fait chaud au cœur. Une heure a dû filer, parce qu'une infirmière est soudain venue me demander si j'avais besoin de me reposer.

En guise de réponse, j'ai cligné deux fois.

Elle m'a lancé le genre de regard qui ne souffre aucune contestation.

« Eh bien, moi, je pense que si », a-t-elle dit, avant d'annoncer aux autres que je pourrais reprendre cette conversation après ma sieste.

En soixante ans, je ne me rappelle pas avoir jamais eu de démangeaisons au coude. Pourtant cette sensation m'a tenu compagnie toute la nuit. Au matin, elle s'était déplacée et j'ai eu l'impression que des moucherons faisaient du patinage artistique sur mon genou. Les deux fois, j'ai cru devenir fou, alors que je restais allongé sans pouvoir me gratter ni même demander à quelqu'un de le faire à ma place.

Mais le pire était à venir : inexplicablement, pour la première fois de ma vie, mon gros orteil gauche me démange. Si je n'avais pas plus de jugeote, je soupçonnerais l'un des garçons de Melanie d'être planqué au pied du lit, armé d'une plume.

Je sens le propofol et la morphine qui font leur boulot, essayant de m'envoyer dans les bras de Morphée selon les instructions de l'infirmière. Mon corps cède peu à peu. Mon esprit s'accroche, mais plus pour longtemps. Peu importe. J'ai l'habitude, maintenant. Quand les nuages descendent, toute résistance est inutile.

Et pourtant, je brûle de gratter cet orteil, rien qu'une fois, avant de sombrer. Je veux le frotter contre son voisin et mettre fin à ce supplice. J'y mets toute ma volonté.

Je multiplie les tentatives, mais les médicaments sont les plus forts.

Allez, une dernière, à fond. Une der...

Mon réveil – le troisième ce jour-là – a de nouveau été une expérience agréable. Après le sentiment de confusion initial, un frisson m'a parcouru quand je me suis souvenu que j'avais dialogué avec ma famille. À ma grande joie, elles se sont levées d'un bond dès qu'elles se sont aperçues que j'étais de retour.

Dans l'ensemble, c'était pour moi le point le plus positif – savoir que je n'étais plus un meuble dans un coin.

J'étais vivant. J'étais un être humain. Les gens ne parlaient plus en m'ignorant. J'étais à nouveau *présent* dans la pièce.

Même avec une communication restaurée, les échanges restaient limités. Lili et les filles avaient beau être heureuses de me voir, elles se gardaient bien de mentionner quelques vérités indéniables que j'étais pour ma part incapable d'aborder.

Je n'étais pas en état de mort cérébrale. J'étais conscient et alerte. Mais je n'avais aucune capacité motrice et les spécialistes étaient presque certains que je ne les retrouverais jamais. Ma situation actuelle – calé dans un lit, dépendant de machines et alimenté en nourriture et en médicaments par perfusion intraveineuse – avait peu de chances d'évoluer. Ce que Lili et les filles voyaient en ce moment n'était probablement pas très différent du spectacle que je leur offrirais d'ici un an.

À condition que je vive aussi longtemps. Le Dr Kako m'avait donné quatre mois. L'espérance de vie moyenne d'un patient atteint du syndrome d'enfermement. Bien sûr, le problème avec les moyennes, c'est qu'on peut se situer bien au-dessus ou très en dessous. Autrement dit, je pouvais très bien durer huit mois – ou être liquidé en deux semaines. Il n'y avait qu'une façon de le découvrir.

Alors que j'étais allongé dans mon lit, faisant de mon mieux pour répondre aux questions de mes filles, j'ai décidé de me cramponner au sentiment d'acceptation auquel j'étais parvenu la veille.

Je n'avais pas le choix, parce que rien n'avait changé. Je n'avais pas été sauvé. Les médecins avaient juste posé le bon diagnostic. Mais j'étais toujours dans un état critique, cloué sur ce lit dans un service de soins intensifs. Je ne contrôlais aucune partie de mon corps, excepté mes paupières. J'étais toujours mourant.

Et en attendant ? Quelle qualité de vie pouvais-je espérer ? Pouvais-je imaginer passer huit mois dans ces conditions ? À rester allongé, regardant les personnes qui m'étaient les plus chères épuiser lentement les sujets de conversation. Quand se mettraient-elles à compter les jours qui les séparaient du moment où elles n'auraient plus à venir ?

Elles ne méritaient pas ça. Mes filles avaient toute la vie devant elles. Lili aussi était trop jeune pour gâcher la sienne avec moi, tandis que mon corps glissait lentement vers la tombe. Elles avaient toutes un travail ou des enfants, leur vie continuait. Je ne voulais pas qu'elles se sacrifient pour moi plus qu'elles ne l'avaient déjà fait. Mais comment le leur faire comprendre ?

Après une nouvelle mise au repos forcé, suivie par une série de conversations et une autre tentative infructueuse de me gratter le gros orteil, j'ai enfin eu une idée. Je n'aurais qu'à me servir du seul pouvoir à ma disposition. Abattre mon unique carte.

J'arrêterais de cligner des yeux.

Ça devrait suffire à les convaincre que j'avais abandonné ce corps, puisque mes yeux constituaient mon seul moyen de communication. Les médecins n'auraient alors plus le choix. Ils persuaderaient Lili de me débrancher. Ça me brisait le cœur de les quitter de cette façon, mais ce serait bien pire de les regarder gâcher leur vie à cause de moi.

Pour l'instant, j'avais encore des questions qui m'attendaient. J'ai écouté tout ce que Melanie et Shannon avaient à me demander, et j'ai répondu. Une fois que tout le monde fut parti pour la nuit, je me suis remis à réfléchir à mon plan.

Je ne voyais pas d'autre solution. Mon corps était toujours aux abonnés absents. Il n'allait pas se réparer tout seul ; j'étais enfoui dans le sable à marée montante et aucune partie de mon corps ne viendrait me déterrer.

Ça y est. C'est la fin. Je n'ai plus rien à attendre de ce monde.

Puis j'ai vu le drap au-dessus de mon pied gauche se mettre à bouger et je me suis hâté d'oublier toutes mes pensées morbides.

13

M.E.R.C.I.

« Cet appareil ne rend pas la monnaie. »

Je fouille dans ma poche pour faire l'appoint. La lumière sur le distributeur automatique semble me narguer. Je compte les pièces de dix et vingt-cinq cents dans ma paume, puis je regarde le panneau vitré. Qu'ai-je les moyens de m'offrir ?

Tout me fait tellement envie.

À part moi, la cafétéria est vide. Ni patients, ni infirmières, ni parents en visite. Je peux prendre mon temps.

Vais-je me laisser tenter par la nouveauté ou jouer la sécurité ? Ah, encore et toujours des décisions...

Enfin, je fais mon choix. J'introduis les pièces dans la fente et je les écoute tomber avec fracas. À mon grand soulagement, aucune d'elles n'est refusée.

J'appuie sur les gros boutons du distributeur.

« F » suivi de « 6 ».

Après une brève attente, un ronronnement mécanisé se fait entendre. Derrière la vitre, je regarde F6 glisser au bout de la rangée, avant de tomber dans le bac au-dessous. Je passe la main à travers la trappe pour récupérer ma récompense.

Miam, encore une délicieuse portion de morphine et propofol.

Le plus dur, c'était la nuit. Pendant la journée, la présence de Lili, des filles et de mes amis m'aidait vraiment à garder le moral. Nous avons pris l'habitude de ne discuter que lorsque nous en avions envie, et pas au nom d'une quelconque obligation. Mais chaque soir, au moment du départ, je m'apercevais que j'avais encore tant à leur dire.

Curieusement, ce n'était pas leur compagnie qui me manquait le plus, mais la protection qu'elles m'apportaient. Médicalement, je n'aurais pas pu être entre de meilleures mains ; je n'avais vraiment pas à me plaindre de l'équipe qui me soignait. Néanmoins, à force de rester allongé, incapable de bouger et de parler, je me sentais terriblement vulnérable. Quand on mesure un mètre quatre-vingt-dix, qu'on soulève son propre poids en développé couché et qu'on a passé la majeure partie de sa vie professionnelle avec un revolver et une plaque de police, on oublie facilement ce qu'est la peur. J'avais toujours été en bonne condition physique – jusqu'au matin de mon attaque, en fait. Mais à présent, je dépendais entièrement d'autrui.

Les médecins, les infirmières et tous les autres agents de l'hôpital étaient formidables, mais ils n'en restaient pas moins des inconnus. Mes années dans la police m'avaient appris l'importance d'avoir un coéquipier sur qui compter. Dorénavant, Lili et les filles assumaient ce rôle. Elles veillaient sur moi.

Plus curieux encore, je me sentais chaque jour davantage menacé dans un environnement pourtant conçu pour m'aider. Je n'avais pas été effrayé du tout la nuit où j'avais accepté mon sort. J'étais en paix avec Lili, le Tout-Puissant et le monde. J'étais satisfait.

Mais depuis que je ne voulais plus mourir, j'avais été forcé d'admettre que ma vie ne tenait qu'à un fil. À cause de mon sentiment d'impuissance, j'avais envisagé de ne plus cligner des yeux pour ne pas prolonger inutilement l'angoisse de ma famille, et j'avais pris cette décision en mon âme et conscience. Mais quand mon orteil avait bougé, j'avais eu l'impression de discerner la lumière tremblante d'un phare au loin. Bien qu'elle soit incroyablement faible, elle m'a redonné espoir. La plus petite erreur pouvait l'étouffer. Ce n'étaient pas les raisons de vivre qui me manquaient, mais je n'avais pas la force de mener ce combat seul. J'avais besoin du soutien de Lili dans cette épreuve. Et ainsi, chaque fois qu'elle me laissait le soir, je me sentais totalement sans défense.

Le Dr Kako et son équipe ont été surpris par le mouvement dans mon orteil, mais moins excités que je m'y attendais. Dans un premier temps, en tout cas. Au départ, ils avaient – correctement – interprété mes clignements d'yeux comme les contractions involontaires de terminaisons nerveuses, et ils sont parvenus à une conclusion similaire concernant mon orteil. Juste un autre spasme musculaire. Le Dr Kako m'a demandé de le bouger – seule manière de prouver qu'il était sous mon contrôle – et a attendu.

Au bout d'une demi-heure, il a fini par concéder qu'il s'était trompé dans son diagnostic initial.

« C'est bien, Richard. Vous faites des progrès. »

L'espace d'une seconde, j'ai eu l'impression d'être libéré de prison, mais mes espoirs ont été anéantis presque immédiatement. Les professionnels semblaient continuer de penser que mes « progrès » n'avaient rien d'extraordinaire.

Le mouvement de mon orteil n'était-il pas le signe avant-coureur du réveil de mon corps tout entier ? Ou n'y voyaient-ils que le baroud d'honneur d'un homme à l'article de la mort ?

Ce syndrome d'enfermement est très rare, ils me l'ont dit. Peut-être qu'ils sont déconcertés.

Quoi qu'il en soit, mes filles n'allaient pas laisser la réalité gâcher leur bel optimisme. Elles ont apporté une importante collection de photos de famille et se sont relayées pour me les montrer. Ça m'a fait plaisir de les revoir enfants, en compagnie de tous les gens qui ont compté dans mon passé. J'ai littéralement vu ma vie défiler devant mes yeux.

Après que nous les eûmes toutes regardées, Shannon a accroché les photos sur un panneau de bois qu'elle a posé sur la commode – sous la télévision. Et devant le miroir – quel soulagement, elle n'avait pas idée. À un moment, quelqu'un l'avait tourné vers moi, me forçant à me regarder toute la journée – un spectacle dont je me serais bien passé.

Mais maintenant, je devais affronter une situation pire encore. Il m'a fallu quelques secondes pour m'apercevoir que Melanie tenait un appareil photo dans sa main. Bien sûr, c'était sa manière de fêter l'amélioration – toute relative – de mon état. Mais si je ne supportais pas de me voir dans la glace, j'avais encore moins envie d'un souvenir permanent de ce moment.

Comment l'arrêter ? Comme je n'avais aucun moyen de lui dire quoi que ce soit, à part « oui » ou « non », j'ai utilisé les seuls outils à ma disposition. J'ai cligné des yeux à maintes reprises et remué mon orteil jusqu'à craindre qu'il se détache. Chez n'importe qui d'autre, cette activité frénétique aurait pu être interprétée comme de simples tics nerveux. Dans mon cas, je suppose que c'est apparu comme une secousse sismique.

Lili a été la première à s'en apercevoir.

« Tu essaies de nous dire quelque chose ? »

J'ai cligné des yeux. Juste une fois, maintenant que j'avais attiré son attention.

Elle s'est tournée vers les filles.

« Qu'est-ce que c'est d'après vous ? a-t-elle demandé, cherchant ce qui avait brusquement changé. L'appareil photo, vous croyez ? »

Melanie l'a brandi avec un haussement d'épaules.

« Tu es d'accord pour que je te prenne en photo, papa ? »

Deux clignements cette fois.

« Clairement, non », a dit Lili.

Merci, ma chérie.

Je ne pense pas qu'elles ont compris la raison de mon refus, mais leur considération m'a beaucoup touché.

Mes coéquipières...

Je transpire. J'en ai l'impression, en tout cas. Et mon cœur bat la chamade. Là aussi, ce n'est qu'une impression. Mon respirateur continue à fonctionner avec la même régularité. Sait-il que je viens de faire un rêve ?

La légende veut que la consommation de fromage tard dans la nuit provoque des cauchemars. Beaucoup de gens y croient. Mais un morceau de cheddar n'arrive pas à la cheville du propofol. À mon réveil, ma terreur est telle que je suis surpris de ne pas m'être brusquement redressé dans mon lit.

Voir mon passé défiler devant mes yeux en une série de photos était une chose. Mais j'étais déterminé à voir également mon avenir. Quel que soit le temps qui me restait, j'avais la ferme intention d'en profiter au maximum.

Les quelques jours suivants se sont écoulés dans une sorte de brouillard au ralenti. Shannon a dû retourner au travail et s'occuper des siens, mais elle faisait un saut à l'hôpital dès qu'elle en avait l'occasion. Lili a obtenu un congé exceptionnel pour raisons de famille, et Melanie m'a proposé de rester aussi longtemps que je le souhaiterais. Elle logeait toujours chez Shannon. Seule Michelle était partie. Elle m'avait embrassé avant de retourner auprès des siens en Alabama et de reprendre le travail.

Divers amis ont continué à me rendre visite, dans une atmosphère bien plus détendue que lors du défilé du deuxième jour. Ce n'était tout de même pas la liesse, mais le fait que les gens sachent que je les comprenais a certainement beaucoup joué dans ce changement. Ils n'avaient plus l'impression de parler dans le vide, de ne pas avoir de public. N'entendre que le son de leur propre voix avait clairement mis mal à l'aise certains de mes premiers visiteurs. Maintenant, je les retrouvais tels qu'en eux-mêmes.

Lili et Melanie ont fait de leur mieux pour m'aider à garder le moral, mais en vérité, elles auraient pu s'en passer. Dès le moment où mon orteil avait repris vie, j'avais espéré que d'autres parties de mon corps en feraient autant. Et je n'ai pas eu à attendre trop longtemps.

Un matin, juste après le départ de Lili, une infirmière est entrée et m'a dit bonjour avant de jeter un coup d'œil à ma perfusion et au respirateur. Ensuite, elle a fait le tour de mon lit pour s'assurer que mes oreillers étaient suffisamment moelleux. Alors que je regardais distraitement par-dessus mon épaule gauche, j'ai pris conscience que quelque chose était différent. Il m'a fallu quelques secondes pour réaliser.

Je n'ai pas vu mon épaule gauche depuis mon attaque.

Sans que je m'en aperçoive, mes yeux avaient regagné leur pouvoir de tourner. Je devais m'en assurer immédiatement ; j'ai donc promené mon regard de gauche à droite et du sol au plafond à plusieurs reprises. Mon champ de vision venait soudain de s'accroître considérablement.

Bientôt, l'infirmière a remarqué mon manège et m'a demandé si je faisais ça délibérément. Quand elle a été convaincue, elle a appelé le Dr Kako.

« Vous voulez bien regarder à gauche, Richard ? »

C'était bizarre, j'ai eu l'impression de devoir forcer mes globes oculaires à m'obéir, mais je l'ai fait, j'ai regardé à gauche.

« Très bien. Et vers le haut ? »

À nouveau, je me suis concentré sur cette tâche.

« D'accord. Maintenant, à gauche puis à droite. »

J'ai regardé à gauche, puis à droite.

Le médecin a souri.

« Dorénavant, je pense que la vie va vous paraître beaucoup plus simple. »

Je me suis demandé pourquoi. Suggérait-il qu'après les yeux, le reste de mon corps suivrait bientôt ? C'était peu probable. Personne ne semblait pressé de déboucher le champagne. Alors, pourquoi en faire tout un plat ?

J'étais loin de me douter que j'aurais vite la réponse. Et surtout que je serais capable de poser la question.

Je ne m'habituerai jamais à osciller entre conscience et inconscience pendant la journée. Ma famille non plus, je pense. La moitié du temps, Lili et les filles ne savent pas si je suis réveillé ou pas. Parfois, je reviens à moi alors que Lili ou Melanie est au beau milieu d'une question. Bien que je puisse contrôler leur mouvement, mes yeux continuent à s'ouvrir sans instruction de ma part.

Parfois, je reprends conscience et tout est si confus que j'ai l'impression d'être encore dans un rêve.

Aujourd'hui, je suis sûr d'être bien réveillé ; une totale inconnue est dans la chambre, demandant à ma famille de la suivre. Est-elle réelle ? En tout cas, je ne l'ai jamais vue. Peut-être qu'elle les emmène au distributeur de médicaments de mon rêve.

Ça m'intéressera de voir ce qu'elle rapporte...

L'inconnue se tenait à côté de moi.

« Bonjour, Richard. Je m'appelle Susan. Je suis votre orthophoniste. »

D'accord, ça répond à ma question. C'est bien un rêve. Pourquoi un type avec un tube enfoncé dans la gorge et zéro contrôle sur sa bouche aurait-il besoin d'une orthophoniste ?

« Plus tard, j'espère pouvoir vous aider à retrouver la parole, m'a-t-elle expliqué, comme si elle venait de lire mes pensées. Mais pour le moment, je veux juste commencer par une autre forme de communication. Le Dr Kako m'a assuré que vous étiez prêt. »

Prêt à quoi, Grand Dieu ?

À moins qu'elle ne m'enseigne le sémaphore en utilisant un minuscule drapeau collé à mon gros orteil, je ne comprenais pas où elle voulait en venir. J'ai regardé Lili, dans l'espoir qu'elle interprète mes pensées et les partage avec Susan. Curieusement, j'ai noté qu'elle souriait. Melanie aussi. Et pas le genre de sourires de circonstance auquel m'avaient habitué mes nombreux visiteurs. Toutes les deux semblaient sincèrement réjouies.

« Dites-moi, Richard, a repris Susan, avez-vous déjà vu ce genre de choses ? »

Elle a brandi un tableau blanc, de la taille d'une feuille A4, divisé en cinq sections. Dans chaque coin, il y avait une série de lettres et, au milieu, un espace vierge.

Deux clignements d'yeux.

« D'accord. On appelle ça un tableau de communication. Mais vous pouvez considérer ça comme une ligne directe avec votre famille. »

Je n'y comprenais rien ; j'ai même été tenté de fermer les yeux – mon arme secrète. Mais j'ai décidé de continuer à l'écouter. Pourtant, si ma mémoire était bonne, qui dit ligne directe dit téléphone. Or, je m'imaginais mal en utiliser un dans un avenir proche. En fait, je m'étais déjà résigné à la perspective de ne plus jamais passer un coup de fil.

Sans se décourager, Susan s'est mise à m'expliquer comment fonctionnait ce fameux tableau de communication. Elle m'a d'abord demandé de choisir un mot court.

Moto.

Ma Harley – encore une chose qui appartenait probablement au passé.

« Vous avez choisi ? »

J'ai cligné des yeux.

« Bien. Maintenant, je vais tenir le tableau devant vous et vous allez bouger les yeux pour trouver la première lettre de ce mot. »

J'ai regardé en bas à gauche. Les lettres allaient de M à R.

« C'est dans ce coin-là ? » m'a demandé Susan, suivant mon regard et tapotant du doigt la section en bas à gauche.

J'ai cligné des yeux.

« Très bien. Je vais passer en revue ces lettres et quand j'arriverai sur celle à laquelle vous pensez, je veux que vous cligniez des yeux. »

Compris.

« M », a-t-elle dit, marquant une pause.

J'ai cligné des yeux.

« Bien. Maintenant, je vais écrire cette lettre dans la partie centrale du tableau. »

Ensuite, nous sommes passés à la deuxième, à la troisième, puis à la quatrième lettre. Ça a pris du temps, mais à la fin, j'ai vu lentement apparaître le mot que j'avais choisi : moto. Et toutes les personnes présentes dans la pièce ont pu le lire, elles aussi.

Je viens de parler !

À mon réveil ce matin, je n'imaginais pas à quel point cette journée se révélerait exceptionnelle. En matière de traumatisme, perdre la parole se place immédiatement derrière le fait de ne plus pouvoir bouger. Mais maintenant, grâce à un vulgaire panneau de bois et un stylo, je pouvais à nouveau communiquer mes pensées à ma femme et à mes enfants. C'était proprement extraordinaire. Un des moments les plus marquants de mon existence. Si simple, et pourtant ça bouleversait ma vie. Quand Susan a voulu refaire une tentative, un mot s'est imposé de lui-même.

M.E.R.C.I.

Je ne pensais pas avoir jamais rencontré d'orthophoniste auparavant. En tout cas, j'étais sûr de n'en avoir jamais vu pleurer. Susan et Lili refoulaient toutes les deux leurs larmes. Ce n'était pas mon intention ; j'avais juste voulu exprimer ma sincère gratitude.

Ce n'est pas tous les jours qu'un miraculé te dit merci...

Quand notre temps a été écoulé, Susan – calme et professionnelle à nouveau – m'a félicité pour cette bonne première séance et m'a laissé le tableau de communication. Lili était impatiente d'avoir une conversation avec moi – Susan avait montré à Lili et Melanie comment se servir du tableau pendant que je faisais la sieste –, mais j'avais un besoin plus pressant. Les premiers mots que j'ai épelés après « bonjour » ont été « j'ai chaud ».

« Tu as chaud ? »

Lili a instinctivement ramené son haut sur ses épaules. Elle ne partageait manifestement pas mon impression.

« Tu veux que je t'apporte un ventilateur ? »

J'ai cligné des yeux.

« Alors, comment tu te sens après cette séance ? »

Il y avait tant de choses que j'aurais pu – et voulu – épeler à ce moment-là, mais une seule pensée m'a traversé l'esprit.

F.A.T.I.G.U.E.

Lili a eu du mal à cacher sa déception. Elle s'était fait une joie de passer un bon moment avec moi et je venais de lui opposer une fin de non-recevoir. Mais je ne pouvais pas m'en empêcher. J'étais consterné.

Je n'avais fait que bouger les yeux dans toutes les directions pendant une demi-heure, mais j'avais l'impression que je venais d'achever un triathlon. Pour la première fois depuis mon arrivée dans cette unité de soins intensifs, je me sentais complètement vidé. Mes yeux m'offrant ma seule source d'activité physique, il m'a semblé logique que je sois épuisé.

Mais je ne souffrais pas que physiquement. L'effort mental, et surtout émotionnel, qu'exigeait cet exercice – épeler des mots simples – sapait mes forces. Je me sentais tellement fatigué que même mon optimisme de fraîche date se mettait à décliner. On m'avait lancé un filin qui me reliait au monde réel, mais combien de temps durerait-il ? S'agissait-il d'une véritable lueur d'espoir ou seulement du dernier acte d'un mourant ?

M.E.M.E.S.I.J.E.P.O.S.E.L.A.Q.U.E.S.T.I.O.N.E.S.T. C.E.Q.U.E.Q.U.E.L.Q.U.U.N.C.O.N.N.A.I.T.R.E.E.L.L.E. M.E.N.T.L.A.R.E.P.O.N.S.E. ?

14

Qu'est-ce que ça cache ?

Où serais-je si je n'avais pas appris à battre des paupières ? Si je n'avais pas retrouvé la capacité à bouger les yeux ? Plusieurs jours se sont écoulés depuis que Lili s'est opposée à ce qu'on me débranche. Mais aurait-elle tenu longtemps ? Combien de fois peut-on entrer dans une chambre pour s'asseoir au chevet d'un corps que seul un interrupteur marche-arrêt sépare de la mort ?

J'étais sans doute la seule personne à prendre pleinement la mesure de l'impact énorme du tableau de communication sur ma vie. D'abord, grâce à lui, j'avais enfin un ventilateur pointé sur mon visage. Pourtant, au bout d'à peine une journée, je commençais déjà à le considérer comme le symbole rageant de mon impuissance. Bouger mes yeux avait constitué un progrès stupéfiant, surtout si vite après avoir regagné le contrôle de mon gros orteil. Mais vingt-quatre heures plus tard, j'ai été déçu de ne pas constater d'autres manifestations d'activité. Rien à signaler du côté des orteils ou de mes doigts ; je ne pouvais toujours pas bouger la langue ou même renifler. Ma guérison, qui venait à peine de commencer, semblait déjà s'être arrêtée.

Qu'avait dit mon médecin à propos du syndrome d'enfermement ? « La majorité de ceux qui survivent ne retrouve jamais l'usage de leurs fonctions motrices. » M'étais-je bercé d'illusions en pensant que mon orteil gauche et mes yeux marquaient le début d'une guérison complète ? Et si je m'étais trompé ?

Et si je ne récupère l'usage de rien d'autre ?

J'ai regretté de ne pas souffrir de quelque chose de plus courant, que le corps médical aurait pu étudier à fond. Depuis mon diagnostic, Lili avait bien sûr ratissé le Web à la recherche d'informations sur le quotidien des familles confrontées à un tel scénario. Mais le peu qu'elle avait trouvé était essentiellement de nature clinique, et souvent contradictoire. Ce qui expliquait probablement pourquoi mes propres médecins semblaient si perplexes. Ils hésitaient à se prononcer sur l'évolution de mon état, se contentant de réagir à chaque progrès.

Il m'a donc paru inutile d'épeler la question qui me rongeait de l'intérieur. Je voulais qu'on me dise la vérité sur mon état, et jusqu'à présent, je pensais qu'on ne m'avait rien caché. Mais si je demandais à mon équipe médicale si oui ou non je serais un jour à nouveau en mesure de parler, me lever ou marcher, je craignais un aveu d'ignorance que je n'avais pas envie d'entendre. En tout cas, l'usage du tableau de communication restait incroyablement épuisant. Si j'estimais pouvoir m'en passer au cours d'une conversation, je tentais en général de m'en tenir à des clignements d'yeux.

En dépit de mes craintes, j'ai bientôt compris que les médecins n'avaient pas perdu espoir. J'ignorais s'ils étaient entrés en contact avec un spécialiste du syndrome d'enfermement ou s'ils avaient épluché les revues médicales, mais une semaine après mon arrivée à l'unité de soins intensifs, le Dr Kako m'a annoncé :

« Si vous n'y voyez pas d'inconvénient, nous aimerions vous parler de la suite de votre traitement. D'accord ? »

J'ai cligné des yeux.

On m'avait promis de me consulter pour chaque décision importante, mais c'était la première fois que ça se produisait depuis la conversation à propos du « casse-caillot ». Je me suis préparé mentalement. Je n'avais aucune idée de ce que le Dr Kako allait me dire.

« D'après nos observations, votre diaphragme semble vouloir se remettre à fonctionner. »

Comment ça, « vouloir » ? Qu'est-ce que ça signifie ?

« Si vous parvenez à respirer sans assistance, nous pourrons débrancher le respirateur artificiel, a-t-il poursuivi, anticipant ma question. Ce sera la première étape de la reconquête de votre corps. »

Super. Qu'est-ce que ça cache ?

« Il y a des inconvénients, bien sûr. »

Je me suis demandé s'il lisait effectivement mes pensées.

« Nous ignorons quand votre diaphragme entrera en action. Pour faire un essai, nous devrons retirer le tube de votre trachée. Vous serez sans air quelques instants et, avec un peu de chance, vos poumons commenceront à se remplir naturellement. Mais s'ils ne le font pas, nous devrons réintroduire le tube, a-t-il expliqué avec une expression de pure compassion, et vous serez conscient pendant la procédure. Je ne peux pas vous promettre que ça ne fera pas mal. »

Et quelle est l'alternative ?

« Ou alors, nous pouvons vous endormir, avant de retirer le tube de votre bouche et pratiquer une trachéotomie. Ça implique de faire une incision dans votre gorge, juste sous votre pomme d'Adam, pour ensuite y introduire un petit tube – d'environ six millimètres de diamètre – dans votre trachée. Le tube en question est muni d'un petit ballon qui, une fois gonflé, vous empêche de respirer par le nez ou la bouche. Dans un premier temps, vous continuerez à utiliser le respirateur artificiel, mais avec cette méthode nous pourrons mesurer plus facilement la force de vos poumons. »

Ensuite, si mon diaphragme le permettait, ils retireraient aisément le tube et le ballon, et je pourrais à nouveau respirer normalement.

Le médecin m'a donné quelques instants pour réfléchir, mais j'avais déjà pris ma décision.

Enfin, il m'a demandé :

« Bien, Richard. Puis-je vous apporter d'autres précisions ? »

Deux clignements d'yeux.

« Parfait. Alors, êtes-vous prêt à subir une trachéotomie ? »

Un clignement.

« Juste pour confirmer : vous choisissez la trachéotomie, c'est bien ça ? »

Un clignement.

« D'accord, c'est entendu. »

Alors que je regardais le Dr Kako vérifier mes signes vitaux, je me suis senti fier d'avoir pris une décision. Psychologiquement, c'était une étape importante. Depuis le « casse-caillot », tout le monde avait fait des choix en mon nom. Cette fois, une seule personne avait eu son mot à dire – moi.

Pourtant, dès qu'il a quitté la pièce, j'ai été envahi par des émotions contradictoires. D'un côté, le fait qu'on m'ait proposé une trachéotomie prouvait que, de l'avis des médecins, j'étais sur la bonne voie. Mais d'un autre côté, ils suggéraient de m'ouvrir la gorge pour y introduire un nouveau tube. De quelque façon que j'envisage les choses, ça semblait extrême. Avais-je des raisons de m'inquiéter ? Savaient-ils ce qu'ils faisaient ? Combien de victimes de syndrome d'enfermement avaient-ils traitées avant moi ? Étais-je un patient pour eux, ou une occasion de mener d'excitantes recherches ?

Je ne veux pas devenir un cobaye.

Un troisième élément entrait en ligne de compte. Qui pouvait dire si mes poumons fonctionneraient à nouveau normalement un jour ? Les médecins ne savaient pas. Moi non plus. J'avais déjà défié les probabilités juste en regagnant le mouvement de mes yeux et d'un orteil, alors personne n'osait émettre une hypothèse pour la suite. Que se passerait-il si on me retirait tous mes tubes et que je n'étais pas capable de respirer ? S'en apercevraient-ils avant que je me mette à étouffer ?

Ces doutes tournaient encore dans mon esprit au moment où on m'a donné l'anesthésique. En fait, alors que je sombrais dans l'inconscience, je me suis demandé si je n'avais pas fait une grave erreur.

Heureusement, à la seconde où je me suis réveillé, j'ai su que l'opération était un succès. En dépit des analgésiques qu'on m'injectait dans le corps, j'ai senti le tube qui pénétrait dans mon cou. Mais bien que le bloc de caoutchouc ait été retiré de ma bouche, j'en gardais le goût et l'odeur ; pire, j'avais toujours l'impression qu'il était physiquement là. Ma mâchoire, m'a-t-on assuré, était pourtant serrée, alors pourquoi continuait-elle à me faire mal comme si quelque chose la maintenait ouverte, aussi irritante qu'une porte battante laissant entrer les courants d'air ?

Je leur poserais la question sur mon tableau de communication dès que j'en aurais l'énergie. Pour le moment, j'avais juste besoin de me calmer et d'accepter la dernière phase en date de mon traitement. Je devais me montrer positif. Le tube enfoncé dans ma gorge avait disparu, mais j'entendais toujours le souffle rassurant du respirateur.

Je me demande ce qui va se passer quand ils tenteront de l'éteindre.

Je ne l'apprendrais que deux jours plus tard.

J'ai tant d'interrogations. Par où commencer ? Ou devrais-je me ménager ? Je ne suis pas encore tiré d'affaire, j'en ai conscience. Et à quoi bon poser des questions dont la réponse ne va pas me plaire ?

J'avais cru que me passer du respirateur serait mon prochain gros défi. Je me trompais. Bien que je respire à travers un tube différent, rien d'autre n'avait changé. Je restais dépendant de la même machine et ma salive continuait à s'accumuler dans ma bouche et ma gorge.

Je m'étais habitué au petit aspirateur que je trouvais plus déroutant que réellement gênant ou douloureux. Comme lors d'une visite chez le dentiste, le bruit produit par l'instrument au démarrage était plus pénible que son action. Pendant que l'infirmière travaillait, je laissais souvent mon esprit vagabonder. J'ai cru que les choses continueraient ainsi malgré le changement opéré. Malheureusement, mon corps en a décidé autrement.

L'aspiration avait lieu toutes les heures ou toutes les deux heures, de jour comme de nuit. La plupart du temps, je ne m'en apercevais même pas, parce que l'intervention avait lieu pendant mon sommeil. Mais peu après l'installation du tube qui dépassait à présent de ma gorge, une infirmière est entrée dans ma chambre et s'est dirigée vers moi avec la pompe aspirante.

J'avais eu affaire à elle des dizaines de fois depuis mon arrivée et elle s'était toujours montrée amicale et consciencieuse, même avant qu'on me diagnostique un syndrome d'enfermement. En fait, elle n'avait pas vraiment eu besoin de changer de comportement, puisqu'elle s'était adressée directement à moi depuis le début. Comme d'habitude, elle avait un grand sourire quand elle s'est penchée vers moi avec la pompe à la main.

« Vous êtes prêt, Richard ? »

J'ai cligné des yeux.

Je m'attendais à la procédure habituelle, mais quand elle s'est mise à tripoter mon tube trachéal, j'ai tout de suite compris qu'il y avait du changement dans l'air.

J'ai suffoqué, alors qu'elle retirait de ma gorge le tube qui me permettait de respirer.

Qu'est-ce qu'elle fabrique, bon sang ?

En fait, je n'ai pas suffoqué du tout. Je ne pouvais pas. Je n'en ai même pas eu la force. Mon diaphragme n'était visiblement pas prêt à prendre le relais. Toute l'opération avait non seulement été une perte de temps, mais maintenant, ça devenait franchement terrifiant.

Il y avait manifestement une sorte de bouchon dans le trou qu'on m'avait découpé dans le cou. À la seconde où le tube respiratoire est sorti, l'incision est restée ouverte et un autre tube a glissé à l'intérieur à sa place. Puis, quelque part au fond de ma trachée, j'ai senti – et entendu – le bourdonnement du minuscule aspirateur qui siphonnait tout le liquide accumulé à cet endroit.

« C'est presque terminé », m'a dit l'infirmière.

Ça n'a sans doute duré que quelques secondes, mais j'avais complètement perdu la notion du temps. L'action de la pompe était plus bruyante que réellement douloureuse ; la véritable souffrance venait de l'impossibilité de respirer. J'ai eu l'impression qu'on m'avait enveloppé la tête dans un sac en plastique – sans que mon bourreau se départît de son sourire.

Vous me tuez.

À ma droite, le son familier du respirateur me narguait – inspiration/expiration… inspiration/expiration…

Rebranchez-moi. Je vous en supplie !

Je brûlais à l'intérieur. Mes poumons me semblaient sur le point d'exploser. Je n'arrivais pas à croire que c'était le seul moyen de débarrasser ma gorge de la salive. Pourquoi le Dr Kako ne m'avait-il pas prévenu quand il m'avait exposé les avantages et les inconvénients d'une trachéotomie ? À choisir entre me noyer ou suffoquer tandis qu'un assassin au grand sourire passe l'aspirateur, j'aurais tenté ma chance avec la première option. Au moins, dans ce cas, mon corps était seul responsable.

« Ça y est. Terminé. »

C'était fini. L'aspiration s'est arrêtée et le tube a été retiré. Le frottement du plastique contre le plastique, alors que l'infirmière le tirait à travers le bouchon, m'a retourné l'estomac. Puis j'ai éprouvé la même sensation quand elle a remis en place le tube respiratoire. Mais presque immédiatement, ç'a été oublié. La première bouffée d'oxygène à atteindre mes poumons m'a fait l'effet d'un nectar des dieux. L'ivresse, sans avoir rien pris. L'espace d'une seconde, je me suis senti l'homme le plus chanceux du monde. Et pourquoi ? Parce que je pouvais à nouveau respirer, l'activité la plus élémentaire de tout être humain normal.

Mais je ne suis plus un être humain normal, n'est-ce pas ? Je ne suis pas sûr de le redevenir.

Si je n'avais pas déjà accepté cette vérité, je ne pouvais plus me voiler la face à présent.

Où est mon tableau de communication ? Combien de temps pour épeler « stop » ? Trop longtemps. Une minute, au moins. Ils peuvent me tuer en moitié moins. Je dois trouver autre chose. Un mot d'alerte. Je ne peux pas vivre de cette façon. C'est une véritable torture.

Tout l'épisode avait duré moins de trente secondes, mais ça m'avait semblé prendre plusieurs minutes. Alors que je me délectais de ces premières et merveilleuses bouffées d'oxygène, j'ai compris que j'allais devoir endurer la même chose d'ici une ou deux heures. Et cette perspective me terrifiait.

Comme prévu, environ soixante minutes plus tard, le scénario s'est répété. Ça n'a pas été moins douloureux. J'ai tenté de ne pas y penser, de laisser vagabonder mon esprit comme je l'avais déjà fait, mais ça n'a servi à rien. J'ai eu envie de dire : « Seigneur, faites que ça cesse. » Mais même avec mon tableau de communication, je n'aurais pas eu le temps d'épeler le premier mot avant que tout soit terminé.

D'ordinaire, le fait d'avoir ma famille à mes côtés me facilitait les choses, mais même la présence de Lili ne pouvait pas calmer ma peur du tube d'aspiration. C'est ce que j'ai cru, en tout cas, jusqu'à ce que je comprenne qu'après son départ chaque soir, les mucosités ne cessaient pas miraculeusement de se former dans ma gorge. On devrait m'aspirer pendant la nuit également, et je serais seul pour affronter cette épreuve. Ma terreur est montée d'un cran. Je n'ai pas pu m'empêcher de me demander si les infirmières de nuit étaient aussi compétentes que leurs collègues de jour. Sauraient-elles ce qu'elles faisaient ?

Comme d'habitude, on avait augmenté la dose de mes médicaments afin de provoquer le sommeil. J'ai prié pour qu'ils me permettent de passer la nuit, ce qui était sans doute ce que l'équipe médicale avait prévu, elle aussi. Mais les cauchemars ne se sont pas fait attendre. J'ai rêvé que j'étouffais. Puis j'ai ouvert les yeux et me suis aperçu que je ne rêvais pas.

La compétence de l'infirmière n'était pas en cause, mais se réveiller avec la sensation de ne plus pouvoir respirer ne serait jamais une expérience agréable.

Affronter toutes les heures cette horreur m'a fait oublier pourquoi on m'avait doté de ce tube trachéal au départ. J'ai donc été un peu surpris en voyant arriver un des collègues du Dr Kako quelques jours plus tard, pour tenter de relancer mon diaphragme en me débranchant du respirateur. Heureusement, je savais déjà qu'on pouvait retirer et remettre en place le tube trachéal en quelques secondes. Les infirmières s'étaient livrées précisément à ce genre d'exercice à intervalles réguliers ces deux derniers jours.

Malheureusement, je savais aussi que mes poumons refusaient de fonctionner sans assistance.

Alors, à quoi bon mener cette expérience ?

Toujours avec une longueur d'avance sur moi, le médecin m'a fait remarquer que c'était justement le petit ballon coincé dans ma trachée qui m'empêchait de respirer quand on retirait le tube pour aspirer. Ils allaient dégonfler le ballon en question. Mon diaphragme n'attendait peut-être que ça.

« Ensuite, nous verrons de quoi vos poumons sont capables. »

Autrement dit, ils allaient non seulement couper mon arrivée d'air, mais la procédure pour tout remettre en place durerait encore plus longtemps si rien ne se passait. Combien de temps pouvais-je survivre sans respirer ? Les médecins le savaient-ils ? Je me sentais déjà si faible que je n'étais pas sûr de pouvoir en supporter beaucoup plus. Ils pariaient sur une réaction rapide de mes poumons et de mon diaphragme. S'ils se trompaient, je risquais de regarder la mort en face.

J'avais de nombreux doutes, mais quand on m'a demandé si j'étais prêt, il n'y avait qu'une réponse possible.

J'ai cligné des yeux.

« D'accord », a dit le médecin, avant de donner le feu vert au reste de l'équipe.

Derrière lui, une infirmière a éteint le respirateur artificiel. Au même moment, un autre toubib a extrait le tube trachéal de ma gorge. Puis j'ai senti le ballon se dégonfler et mes voies respiratoires se dégager.

Une seconde. Deux secondes. Trois. Quatre.

Allez, allez.

J'ai retrouvé la détermination qui m'animait sur le visage du médecin. Presque. À une différence près : sa vie n'était pas en jeu.

Arrivé à dix, j'ai voulu à tout prix qu'on rebranche la machine. Ça ne marchait pas. Il n'y avait rien. À part la peur.

Onze. Douze. Treize…

J'ai cessé de compter et j'ai oublié depuis combien de temps je n'étais plus sous assistance respiratoire. Dans mon esprit, je faisais de la plongée à Hawaii et je venais d'épuiser le contenu de ma bouteille. Je nageais frénétiquement vers la surface, les poumons en feu. Mes palmes me propulsaient à une vitesse que je n'avais jamais atteinte auparavant, mais ce n'était pas suffisant.

Je n'en ai pas la force. C'est trop loin...

Encore un effort.

C'est inutile. Je n'y arriverai pas.

La panique s'emparait de mon corps tout entier. Je ne désirais qu'une chose : de l'air ! Ils ont dû remarquer les regards que je lançais autour de moi. Ils ont dû voir mes pupilles se dilater et mes paupières battre de manière hystérique.

Stop. Stop. STOP !

Une semaine plus tôt, je m'étais fait à l'idée de la fin. Ma décision était prise, j'avais choisi mon chemin. J'avais même envisagé de faire croire aux médecins que j'étais en état de mort cérébrale afin de mettre un terme au supplice de ma famille. Mais tout avait changé quand j'avais réussi à remuer un orteil. Désormais, j'avais l'intention de me battre. Je voulais rester avec ma femme et mes filles.

Pas question de laisser les personnes chargées de ma santé me voler ma vie.

J'ai entendu le bruit du respirateur qui reprenait du service avant de sentir la première bouffée d'oxygène. Quand elle est enfin arrivée, j'ai failli pleurer de bonheur. Combien de temps étais-je resté sans assistance ? J'avais l'impression que plusieurs minutes s'étaient écoulées. Mais ça n'avait plus d'importance : j'étais toujours là – rien d'autre ne comptait.

D'accord, j'avais besoin d'une machine pour respirer, mais je continuais à vivre et à penser. Et ça me suffisait.

Bon sang, pourquoi est-ce qu'on n'a pas convenu d'un code à l'avance ? Je veux qu'ils comprennent que, si je bouge les yeux d'une certaine manière, c'est que quelque chose ne va pas. Ils savent que c'est mon seul moyen d'expression. Alors pourquoi n'y prêtent-ils pas davantage attention ?

L'expérience n'avait pas eu les résultats escomptés, mais ça n'a pas empêché mon équipe médicale de passer à l'étape suivante. Après le traumatisme du tube trachéal, je répugnais à donner le feu vert. Mais une fois que j'eus maîtrisé ma peur, j'ai commencé à comprendre qu'ils avaient une bonne raison pour tout ce qu'ils me proposaient.

Ils croyaient en mes chances.

Peut-être qu'il était temps que je me mette, moi aussi, à y croire.

Leur dernière idée en date avait pour objectif de me rendre plus fort et de réduire ma dépendance au pied de perfusion. À court terme, tant que je resterais aux soins intensifs, ça ne changerait pas grand-chose. Mais à moyen et long terme, j'y gagnerais une plus grande mobilité. Alors pourquoi n'ai-je pas sauté sur l'occasion sans hésiter ?

Parce que ça nécessitait de m'ouvrir le ventre.

Depuis mon arrivée au Queen of the Valley, j'avais été alimenté par perfusion. Mais maintenant que je manifestais un ou deux signes indiquant que je vivrais peut-être plus longtemps qu'ils ne l'avaient prédit au départ, les médecins avaient besoin d'inverser ma perte de poids en me donnant de la vraie nourriture. Toutefois, ma gorge était occupée et ma bouche ne fonctionnait pas ; leur idée consistait donc à faire passer les aliments directement dans mon estomac par l'intermédiaire d'un tube, depuis une poche posée sur mon ventre et qu'il suffirait de retirer une fois le repas terminé. Ainsi, sans la contrainte du pied à perfusion à traîner partout avec moi, je serais plus libre de mes mouvements. À condition de retrouver l'usage de mes membres, bien sûr.

En théorie, ça semblait plutôt raisonnable. En pratique, j'étais déjà moins convaincu. Je ne m'étais pas aperçu que je n'avais pas mangé. Je ne me rappelais même pas avoir eu faim. Et je n'avais eu soif qu'à cause de la chaleur. Ils avaient réglé le problème en me tamponnant les lèvres avec un linge humide. Alors, cette opération était-elle vraiment nécessaire ? Avais-je réellement envie qu'un tuyau me sorte de l'estomac ?

Pour l'instant, je n'étais toujours capable de bouger qu'un gros orteil et mes yeux, et de l'avis général, ça n'était pas près de changer. De plus, si cette intervention se révélait aussi horrible que l'expérience avec le diaphragme, je n'étais vraiment pas pressé de remettre le couvert.

Mon instinct m'a donc soufflé de refuser. Mais j'ai réfléchi ensuite aux conséquences. En m'opposant à cette opération, ne prenais-je pas le risque de rester coincé sur ce lit plus longtemps que nécessaire ? Certes, on ne m'offrait aucune garantie que mon état s'améliorerait, mais – et c'était un énorme « mais » – si c'était le cas, je regretterais probablement de ne pas être en position d'en profiter le plus possible.

J'ai donc fini par accepter.

Je suis content d'enseigner la criminalistique. Sans ça, la moitié des trucs qu'ils me font me sembleraient sortir tout droit d'un catalogue de tortures. Je ne suis toujours pas certain de bien comprendre ce qui se passe. Pire, je ne suis pas sûr qu'eux-mêmes sachent vraiment ce qu'ils font.

Je dois leur faire confiance, parce que je n'ai qu'eux. Mais franchement, ont-ils déjà rien vu de pareil ? Ont-ils seulement eu à traiter un patient comme moi au cours de leur carrière ?

S'agissant d'une intervention chirurgicale légère – m'a-t-on informé – il n'était pas nécessaire d'aller en salle d'opération. Elle se déroulerait donc en unité de soins intensifs où je serais simplement endormi, comme je l'avais déjà été en d'innombrables occasions.

À mon réveil, j'ai regardé ma main droite. Une des canules avait disparu.

Le devant de ma blouse était ouvert. Sur ma poitrine reposait un tube d'une trentaine de centimètres, enroulé tel un tuyau d'arrosage. Horrifié, j'ai d'abord détourné les yeux, mais une sorte de fascination morbide a de nouveau attiré mon regard ; j'ai suivi les courbes que décrivait le tube jusqu'à un point d'accès dans mon estomac. Mon cerveau a eu du mal à digérer cette information, mais a fini par lui donner un sens. Là, sur mon abdomen, se trouvait un petit tube qui disparaissait dans ma chair.

J'ai pensé que l'équipe médicale avait probablement procédé à un essai pendant mon sommeil, car j'ai dû patienter deux bonnes heures avant de voir le dispositif en action. Une infirmière est arrivée en annonçant joyeusement « À table ! », puis, après s'être assurée que j'étais prêt – un clignement d'yeux –, elle a attaché l'extrémité de la sonde à l'ouverture prévue à cet effet sur la poche. À l'intérieur, le liquide était beige et épais, comme de la crème anglaise, mais pas aussi appétissant. C'était lourd et frais sur mon ventre. Au bout d'une heure, la poche était vide.

Bien sûr, ce qui entre finit par sortir. Quels que soient mes progrès, l'humiliation de devoir porter une couche demeurait. En dépit de tous mes autres problèmes physiques, je ne pouvais tout simplement pas accepter que quelqu'un m'essuie le derrière. Par ailleurs, maintenant que j'avais décidé de me battre, prêt à tout pour guérir, je considérais chacune de ces occasions comme une petite défaite.

Quand j'ai revu Lili, elle était toujours aussi enjouée. De nouveau, j'ai fait mon possible pour chasser de mon esprit les pensées qui me suggéraient de n'y voir que la manifestation de sa longue pratique des malades en fin de vie. Comme de coutume, elle a limité la conversation à des questions fermées, ce qui me convenait tout à fait. Si j'avais quelque chose de particulier à dire, je n'avais qu'à jeter un rapide coup d'œil sur ma gauche, à la table de nuit où se trouvait mon tableau de communication.

Lili n'était pas la seule à faire preuve d'optimisme. L'équipe médicale n'a pas paru décontenancée par l'échec de l'expérience avec mon diaphragme, et tout le monde semblait regonflé par le succès de ma nouvelle méthode d'alimentation. Leur satisfaction faisait plaisir à voir, mais je ne pouvais m'empêcher de penser que j'étais probablement le premier patient souffrant de syndrome d'enfermement traité au Queen of the Valley. Et certainement le premier à avoir manifesté des signes de guérison. Avançaient-ils à l'aveuglette ? Avaient-ils réellement un plan ou improvisaient-ils au fur et à mesure ?

D'après mon estimation, douze jours s'étaient écoulés depuis mon admission. Au cours de cette période, j'avais frôlé la mort, avant de pouvoir à nouveau remuer un orteil et bouger les yeux. J'avais un tube qui m'aidait à me nourrir et un autre à respirer. Mon équipe médicale était-elle à court d'idées ? Je n'allais pas tarder à découvrir qu'il n'en était rien.

Le Dr Kako est entré dans ma chambre et m'a annoncé que mon diaphragme semblait sur le point de se remettre à fonctionner. J'ai regardé en direction de mon tableau de communication ; Lili l'a saisi et a commencé à traduire. Je n'avais qu'une question : « Pourquoi est-ce aussi important ? »

Le Dr Kako avait une réponse toute prête.

« Dès que vous n'aurez plus besoin d'assistance respiratoire, vous pourrez quitter ce service et aborder la deuxième phase de votre traitement. »

Les soins intensifs n'avaient qu'un seul objectif, a-t-il expliqué : la survie. Si j'étais assez fort pour en sortir, je pouvais commencer à penser sérieusement à la guérison.

Je me demande s'il est sincère ou s'il dit juste ça pour me convaincre de donner le feu vert à un nouveau test des poumons.

D'un côté, j'étais impatient d'aller mieux. Si quitter l'unité de soins intensifs était un tremplin vers cet objectif, alors je ne devais pas hésiter. Mais je ne pouvais m'empêcher de soupçonner l'hôpital, et surtout la compagnie d'assurance, de faire tout ce qui était en son pouvoir pour hâter mon départ des soins intensifs – une suspicion qui ne reposait sur rien de concret, je l'admets. J'étais là depuis près de deux semaines, presque du jamais vu. Peut-être qu'ils voulaient simplement libérer mon lit.

Si je devais sortir de là, j'allais devoir laisser de côté tout cynisme. J'ai donc autorisé le Dr Kako à procéder à une nouvelle expérience de respiration sans assistance, et je me suis promis de faire tout ce qui était en mon pouvoir – c'est-à-dire pas grand-chose – pour que ce soit un succès.

Je pourrais déjà essayer de ne pas paniquer comme un malade dès qu'on me débranche.

Malheureusement, décider de faire preuve de courage et y parvenir sont deux choses bien différentes. Dès que j'ai vu l'équipe se réunir autour de moi, exactement comme ils l'avaient fait plus tôt dans la semaine, j'ai senti que je perdais ma belle assurance. J'ai aussi eu l'impression de produire davantage de salive. Un autre signe d'anxiété.

J'ai tenté de me concentrer sur le monde extérieur afin de distraire mon esprit de ce qui était en train de se passer. Ça a marché, dans une certaine limite, mais à la seconde où j'ai entendu le respirateur s'éteindre, j'ai eu envie de hurler. Et quand, quelques instants plus tard, on m'a retiré le tube trachéal, j'ai de nouveau cédé à la panique.

Remettez-le ! Remettez-le !

Où était mon tableau de communication quand j'en avais besoin ? Je devais leur faire comprendre que ça n'allait pas.

Mon gros orteil s'affolait et mes yeux cherchaient à attirer l'attention de tous les soignants qui s'activaient autour de moi. Mais ils ont continué à travailler comme si de rien n'était. Qu'est-ce qui clochait avec Kako ?

Comment pouvait-il ignorer ma détresse ? Non seulement lui et le reste de l'équipe ne semblaient pas conscients de ma douleur, mais en plus, ils avaient l'air plutôt contents d'eux-mêmes.

Allez, les gars, il n'y a vraiment pas de quoi sourire !

J'avais vu des films où des patients devaient être attachés à leur lit pour les empêcher de se débattre. Maintenant, je savais ce qu'ils ressentaient. Si j'avais joui de l'usage de mes bras et de mes jambes, il aurait fallu une camisole de force pour me calmer. Ce qu'ils me faisaient subir était inhumain, barbare. C'était…

Ça marche.

Tout le monde souriait, parce que je respirais sans assistance.

15

S.O.R.S.M.O.I.D.E.L.A.

Inspiration / expiration. Inspiration / expiration. Inspiration / expiration.

Inspiration/expiration.

Je pourrais m'écouter respirer toute la journée.

Le son est émis par un trou dans mon cou ; c'est bizarre. Je ne le vois pas, mais je sais qu'il est là. Le tube trachéal est quelque part sous mon menton. Je me demande à quoi ça ressemble, mais ma curiosité ne va pas jusqu'à réclamer un miroir. J'ai juste du mal à imaginer comment on peut inspirer et expirer par un tube. Cela dit, il y a encore trois semaines, j'aurais été bien en peine d'expliquer comment on respire par la bouche.

Tout est nouveau pour moi. Autant d'aventures, avec leur lot de peurs et de victoires. Respirer sans assistance est la plus importante de mes victoires à ce jour.

Mais sera-t-elle suffisante ?

J'avais fait un grand pas en avant, mais je n'étais pas tiré d'affaire pour autant. À l'instar du personnel de l'hôpital, j'avançais toujours en territoire inconnu. Mes médecins avaient bien sûr une connaissance théorique du syndrome d'enfermement, mais ils n'avaient probablement jamais été confrontés à un cas réel. Et certainement pas un patient qui s'était remis à respirer sans assistance. Dans ces conditions, quelle était la prochaine étape ?

Ils devaient penser que j'étais sur la voie de la guérison. Comme par enchantement, j'avais retrouvé le contrôle de mes yeux, de mon gros orteil gauche, de mon diaphragme et de mes poumons. Les extrémités physiques de mon corps et certains organes vitaux – rien que ça. Mais que me réservait l'équipe médicale à présent ? Pouvais-je espérer aller encore beaucoup plus loin sur cette voie ?

Quelle que soit la réponse, mon état ne justifiait plus ma présence dans l'unité de soins intensifs. En fait, le Dr Kako allait même plus loin : il était temps pour moi de sortir de l'hôpital. Si je voulais avoir une chance de faire mentir les sombres statistiques concernant les malades atteints de syndrome d'enfermement, j'avais dorénavant besoin de thérapie. Où ça ? Cette décision appartenait à Lili et moi – et à notre compagnie d'assurance.

En plus de tout ce qu'elle faisait déjà pour moi, Lili s'est renseignée sur le sujet. Je ne sais pas quand elle a trouvé le temps de dormir. Le lendemain du jour où je me suis remis à respirer sans assistance, elle m'a présenté une brochure impressionnante vantant les services d'un établissement qui, d'après elle, serait susceptible de m'aider. Le document en question était très professionnel et les soins offerts m'ont semblé plutôt progressistes.

Alors pourquoi étais-je dans une telle colère ?

Parce que cet endroit se trouvait loin de la vallée de Napa.

Après tout ce que j'avais subi, c'était la première fois que je me sentais furieux.

Les portes de la mort ? Une promenade de santé.

Paralysie complète ? On fait avec.

Se faire torcher par des inconnus ? Même ça, j'avais fini par m'y faire.

Mais déménager à des kilomètres de la maison ? Ça aurait de graves répercussions, et pas seulement pour moi. Après tout ce que j'avais déjà fait endurer à Lili… Elle avait été à mes côtés chaque minute où son travail le lui permettait ; même quand elle ne se trouvait pas physiquement dans ma chambre, elle était quelque part dans le bâtiment, au téléphone avec une amie ou en train de s'entretenir avec un des médecins. Elle n'avait pas eu un moment de repos, alors que l'hôpital était situé à côté de chez nous. Je ne pouvais pas lui demander de faire un long trajet tous les jours, surtout à travers une région désolée où l'état des routes laissait à désirer. Et si elle avait un accident ? Ou qu'elle tombe en panne au milieu de nulle part ? Je serais dans l'impossibilité de faire quoi que ce soit pour lui venir en aide.

Et puis je devais penser aux enfants. Shannon – chez qui Melanie logeait en ce moment – habitait à quarante-cinq minutes de Napa, de l'autre côté de la vallée. Ça lui faisait déjà une heure et demie de route à chaque visite au Queen of the Valley. Si je décidais d'aller dans ce nouvel établissement, elle en aurait pour une demi-journée. Les Américains ont l'habitude des longs trajets en voiture, mais un père ne peut pas demander ça à ses filles.

De plus, Melanie serait obligée de rentrer chez elle à un moment ou à un autre, Shannon avait un travail et une famille, et Michelle était repartie en Alabama. Lili n'en était que davantage sous pression. J'espérais qu'elle tiendrait le coup. Je ne voulais pas qu'elle souffre plus qu'elle ne l'avait déjà fait à cause de moi.

Donc, tout bien considéré, je n'étais pas content du tout. Et, à ma grande honte, je n'ai pas caché à Lili ce que m'inspirait sa suggestion.

Rétrospectivement, je pense n'avoir jamais assisté à quelque chose d'aussi ridicule qu'une dispute par l'intermédiaire d'un tableau de communication.

Je cherchais juste à lui éviter davantage de soucis, mais Lili, fidèle à elle-même, n'a rien voulu entendre. Et sachant qu'elle pouvait poser le tableau à tout moment, je n'ai pas insisté. À peine un jour plus tard, je l'ai amèrement regretté.

Mais en fin de compte, la distance s'est avérée le moindre de mes soucis.

Qu'est-ce qui va se passer une fois que je serai là-bas ? Je ne peux toujours pas bouger. Le Dr Kako m'a dit que j'avais besoin de faire de la rééducation. À quoi bon, si je ne peux même pas lever le petit doigt ?

Tout ça ne me dit rien qui vaille...

Mon transfert s'est déroulé sans anicroche. Lili m'a accompagné de l'unité de soins intensifs jusqu'à l'ambulance ; son amie Pat était là aussi, pour la soutenir moralement. Puis, pour le trajet à proprement parler, Lili a dû prendre sa voiture. Comment serait-elle rentrée, autrement ? Je suis donc parti à l'arrière d'une ambulance, tandis que ma femme suivait, quelque part derrière nous, presque une répétition de ce que j'avais vécu deux semaines plus tôt. Je savais qu'elle avait une bonne raison de ne pas être avec moi, mais ça ne m'a pas empêché de regretter son absence.

Quand nous avons ralenti au bout d'un certain temps, l'ambulancier à côté de moi m'a annoncé :

« On est arrivés. »

Quelqu'un a ouvert les portes et le soleil s'est engouffré à l'arrière. Quelques minutes plus tard, il dardait ses rayons sur moi tandis qu'on poussait mon brancard à l'intérieur. Un temps radieux, un établissement et des gens accueillants ; voilà qui était de bon augure.

Et pourtant…

Pour des raisons qui deviendront claires, j'ai décidé de ne pas nommer cet endroit, mais de l'appeler le Centre. Parmi les personnes à qui j'ai eu affaire là-bas, beaucoup ont été bonnes pour moi. Mais contrairement au Queen of the Valley, où tout le monde, sans exception, s'est mobilisé pour m'offrir les meilleurs soins, des divisions régnaient au sein du Centre, ce que s'était bien gardée de mentionner leur brochure.

J'ai eu un mauvais pressentiment dès mon admission. Loin de l'apparence moderne et récente promise par la documentation – où il avait même été question de « design » –, j'ai pu constater depuis mon lit à roulettes qu'une bonne partie du décor semblait fatigué. J'ai tout de suite pensé que les photos promotionnelles dataient sans doute un peu.

On m'a conduit – poussé – à ma chambre où j'ai découvert avec plaisir que je ne serais pas seul. Autant j'avais apprécié ma solitude avant mon attaque, autant j'avais appris depuis à me méfier de mes pensées, surtout la nuit. J'ignorais de quoi souffrait mon compagnon de chambre, mais je le découvrirais bientôt.

J'avais été admis dans une « unité de surveillance continue », un cran en dessous des soins intensifs. Dans un service de ce genre, les patients ne sont pas en danger de mort imminent, ce que j'ai été ravi d'entendre après le pronostic qu'on m'avait donné à peine deux semaines plus tôt. Les malades restaient ici aussi longtemps que nécessaire pour récupérer et reprendre des forces. Alors que je regardais ma chambre, j'espérais ne pas m'y éterniser. Un rideau divisait en deux une surface à peine suffisante pour accueillir les lits. Mais le bruit en provenance de l'autre côté m'a momentanément fait oublier le manque de place.

Ça ressemble à *de l'espagnol*, ai-je pensé, alors que j'écoutais les prières inquiètes d'un homme visiblement très nerveux.

Pendant l'heure qui a suivi, il n'a pas cessé de parler, d'implorer en bafouillant son dieu de lui venir en aide. Dès que j'eus compris qu'il ne s'arrêterait pas, j'ai pris le parti de l'ignorer. J'avais mes propres problèmes.

Un médecin est passé me voir un peu plus tard ; il a semblé très excité à la perspective de traiter un patient souffrant de syndrome d'enfermement. J'étais son premier, m'a-t-il avoué. Il a donné l'ordre à son équipe de m'installer le plus rapidement et le plus confortablement possible. On m'a remis mon cathéter, testé le bon fonctionnement de la pompe aspirante et préparé plusieurs poches d'alimentation pour la sonde. J'ai eu le sentiment d'une certaine précipitation, mais je n'ai pas eu à me plaindre de la qualité des soins. Et pour ça, je devais remercier Lili.

Une fois que tout a été en place, elle a présenté au médecin et aux infirmières qui s'occuperaient de moi un « carnet » à spirale plastifié de quatre pages.

« Si vous voyez Rich regarder en direction du carnet, prenez-le et posez-lui les questions l'une après l'autre, jusqu'à ce que vous arriviez à la bonne. »

Elle a donné quelques exemples.

« Est-ce que tu as besoin qu'on aspire ta salive ? Est-ce que tu as besoin d'être changé ? Est-ce que tu as trop chaud ? »

Chaque fois, j'ai répondu en clignant une ou deux fois des paupières.

C'était une idée si simple, mais elle nous a fait gagner beaucoup de temps et m'a épargné pas mal de désagréments. Le personnel s'est montré particulièrement reconnaissant. Toute initiative susceptible de leur faciliter le travail était la bienvenue. En fait, avant même que Lili s'en aille en fin de journée, l'une des infirmières a établi – grâce au carnet – que j'avais besoin d'une nouvelle couche. À ce moment-là, Lili s'était absentée depuis une heure pour aller s'occuper de la paperasse à l'administration.

À cause de la longueur du trajet, il n'était que six heures quand ma femme m'a dit au revoir. Bien que je sois triste de la voir partir, j'ai été soulagé de savoir qu'elle roulerait de jour. C'était le plus important. Elle m'a promis d'être de retour à dix heures le lendemain. J'ai immédiatement commencé le compte à rebours.

Le reste de la soirée, j'ai essentiellement écouté le type de l'autre côté du rideau. Il n'avait pas cessé de prier depuis mon arrivée. J'ai appris qu'on lui avait diagnostiqué une insuffisance rénale aiguë et qu'il n'allait probablement pas s'en sortir. Ses appels à Dieu étaient sa façon de plaider pour un sursis d'exécution.

Paradoxalement, sa panique a eu pour effet de me regonfler. J'avais été dans sa position ; j'étais presque passé de vie à trépas. J'avais déjoué les pronostics les plus sombres, mais si j'étais momentanément hors de danger, je ne savais pas pour combien de temps. Pour l'instant, en tout cas, j'entendais bien continuer à me battre.

Quand l'équipe de jour a disparu, le médecin de nuit n'a pas tardé à venir se présenter. Quelqu'un s'est chargé de l'aspiration de ma salive avec compétence ; la poche de mon cathéter a été vidée ; on m'a alimenté par le tube à l'heure prévue ; puis deux hommes m'ont expliqué qu'ils allaient me retourner sur le ventre. C'était nécessaire, toutes les quatre ou cinq heures, afin d'éviter les risques d'escarres ou, pire, de phlébite profonde, causés par un maintien prolongé dans la même position. Qui plus est, un nouveau caillot pouvait aisément me tuer.

Après un si bon départ, je n'avais aucune raison de penser que je serais moins bien traité qu'au Queen of the

Valley. Mais l'éloignement avec Lili continuait à monopoliser mes pensées, au point qu'il m'a fallu deux heures pour m'apercevoir que je n'avais vu personne depuis le départ des deux hommes. Et encore, je n'aurais peut-être rien remarqué si je n'avais pas commencé à sentir l'accumulation familière de glaires dans ma gorge.

J'ai besoin qu'on vienne m'aspirer. C'était quand, la dernière fois ?

Mon voisin, de l'autre côté du rideau, avait enfin cessé ses divagations, j'en ai déduit qu'il était probablement minuit passé. Un nouveau changement d'équipe avait dû s'opérer ; tout le monde serait donc très occupé pendant quelques minutes, avant que chacun vaque à nouveau normalement à ses occupations.

Dix minutes plus tard, aucun médecin, aucune infirmière ne s'était manifesté et l'accumulation de mucosités dans ma gorge devenait inquiétante. Je ne m'étais pas senti aussi vulnérable depuis mon premier jour en soins intensifs. Qu'est-ce qu'ils fabriquaient, bon sang ? Où étaient-ils tous passés ?

Enfin, la porte de la chambre s'est ouverte. *Dieu merci.* Mais personne n'est entré. Quelqu'un a passé la tête à l'intérieur et m'a regardé avant de disparaître à nouveau.

C'est tout ? C'est ça qu'ils appellent une visite de contrôle toutes les heures ?

J'aurais pu le comprendre s'ils avaient été surchargés de travail. Mais en tendant l'oreille en direction du couloir, je n'ai entendu que rires et bavardages.

Vers une heure du matin, j'ai enfin vu un autre être humain. J'aurais dû être endormi, mais j'avais trop peur pour fermer les yeux. Je craignais de mourir étouffé.

Cette fois, l'infirmière est entrée et m'a regardé comme elle l'aurait fait avec un patient dans le coma. Mais bien sûr, j'étais complètement réveillé. J'ai eu l'impression d'être un morceau de viande sur le billot d'un boucher. Frénétiquement, je me suis mis à tourner les yeux en direction du « carnet » pour qu'elle le prenne et épluche la liste des questions. Je ne connaissais pas de manière plus rapide pour lui dire que j'avais besoin qu'on m'aspire.

Mais elle n'a jamais croisé mon regard.

À quoi elle joue ? *Elle sait pourtant que c'est mon seul moyen de communication.*

Puis une pensée encore plus terrifiante m'a traversé l'esprit.

Ou peut-être qu'elle n'en sait absolument rien.

À en juger par son comportement, elle ne comprenait pas que quelqu'un de complètement conscient habitait ce corps inerte. Elle avait probablement vu des dizaines de patients dans le coma au cours de sa carrière et, à ses yeux, je n'étais pas différent. Je devais me rendre à l'évidence. Soit on l'avait informée de mon état et elle avait décidé de ne pas en tenir compte, soit personne ne s'était donné la peine de lui expliquer la différence entre syndrome d'enfermement et coma.

Elle est revenue me voir au bout d'une heure. Cette fois, elle a pris le carnet et s'est mise à lire la première question à voix haute, avec un accent assez similaire à celui de mon compagnon de chambre. Puis elle a poursuivi avec la deuxième, mais sans jamais regarder dans ma direction pour voir si je clignais des yeux en guise de réponse. Au milieu de la troisième question, elle a fait tss-tss et a poussé un soupir, puis elle a rangé le carnet quelque part derrière ma tête. Ensuite, elle a étudié mon tableau pendant quelques secondes avant de le mettre au même endroit. Maintenant, je ne pouvais même plus montrer aucun de mes moyens de communication avec mes yeux.

À croire qu'elle ne pige pas à quoi ils servent.

Alors que j'écoutais le brouhaha qui continuait dans le couloir, j'ai pris conscience que tout le monde criait ou riait en espagnol. L'anglais n'était pas leur langue maternelle ; peut-être n'existait-il même pas de traduction pour « syndrome d'enfermement » en espagnol. Pourquoi cette infirmière m'ignorait-elle ? Ça m'a rappelé mes deux premiers jours aux soins intensifs, quand personne ne me parlait. Tout le monde avait vaqué à ses petites affaires sans interagir avec moi d'aucune façon. Mais ici, c'était pire. Ils devaient penser que je n'étais déjà plus de ce monde.

Puis il m'est venu à l'esprit qu'on ne s'occupait pas davantage de mon compagnon de chambre, même quand il se réveillait terrorisé et se mettait à appeler. J'ai commencé à me demander si j'avais vraiment affaire à du personnel compétent.

En dépit de mon désir de ne pas céder à la fatigue, j'ai dû m'endormir à un moment, parce que j'ai découvert à mon réveil que j'avais sali ma couche. Mais c'était le cadet de mes soucis.

J'étais en grand danger de me noyer à présent.

Je ne trouvais pas rassurant le fait d'avoir déjà subi le même supplice à plusieurs reprises, même si j'avais survécu. En fait, c'était plus terrifiant que jamais, parce que j'avais perdu toute confiance en l'équipe soignante.

Je ne pense pas que je vais passer la nuit...

L'accumulation de mucosités devenait critique. J'ai tenté de garder mon calme, mais sans grand succès. Se préparer à la mort quand les médecins sont sur le point d'éteindre les machines est une chose. J'avais pu me faire à cette idée, parce que je savais que ce serait rapide et relativement indolore. En revanche, je n'étais pas capable d'imaginer pire que la suffocation à petit feu. Ce qui était précisément en train de se produire. Et pendant tout ce temps, je n'avais qu'une pensée :

Je vais mourir cette nuit et je n'ai même pas dit au revoir à Lili.

Je ne sais pas comment je suis arrivé ici. C'est un McDonald's. Je fais la queue au comptoir. Une Hispano-Américaine au visage jovial prend gaiement ma commande. Son anglais est plutôt limité. Je me tourne vers ses collègues pour obtenir de l'aide. Ils rient et font la fête à l'arrière du restaurant, ils ne servent personne. Et maintenant, mon interlocutrice se joint à l'hilarité générale, au point de m'oublier.

Je me réveille et je vois le visage du rêve à la porte de ma chambre. Mais l'infirmière n'entre pas.

Quand mes yeux se sont ouverts le lendemain matin, je n'y ai pas cru – honnêtement.

Comment ai-je survécu à une nuit pareille ?

Et pourtant, j'étais toujours là. À côté de moi, une infirmière s'apprêtait à aspirer les mucosités accumulées dans ma trachée. Enfin. Qu'est-ce qui avait pu la décider ?

« Vous avez beaucoup de sécrétions aujourd'hui », a-t-elle dit, et j'ai immédiatement compris que le personnel avait de nouveau changé. « Je vais le noter à l'intention du médecin. »

J'ai désespérément cherché le tableau de communication avec lequel j'aurais pu lui expliquer que je n'avais pas été aspiré de toute la nuit. Quand je ne l'ai vu nulle part, je me suis souvenu. Derrière ma tête – sa collègue l'avait laissé au seul endroit que je ne pouvais pas indiquer avec mes yeux. Une chose de plus à ajouter à ma liste de réclamations – à condition que j'aie un jour l'occasion d'en dresser une.

La nouvelle infirmière était assez sympathique – une bouffée d'air frais, après le cauchemar de l'équipe de nuit.

Peu après, un médecin a effectué sa visite quotidienne. J'ai encore dû patienter au moins une heure avant que la porte s'ouvre sur Lili ; elle souriait, mais elle m'a paru troublée. Visiblement – et quoi qu'elle en dise – le long trajet laissait déjà des traces.

À la seconde où elle est entrée dans la pièce, elle s'est mise à parler et m'a transmis les vœux de prompt rétablissement de ceux de nos amis qui l'avaient contactée pour avoir de mes nouvelles ; elle m'a fait part de ce qu'elle avait dit ou allait dire à d'autres gens, ce genre de choses. Le simple fait d'entendre sa voix m'a été d'un grand réconfort. Après qu'elle eut enlevé son manteau et se fut penchée pour m'embrasser, elle s'est assise et j'ai vu tout de suite qu'elle cherchait quelque chose.

« Où est le carnet ? »

J'ai tenté l'impossible, à savoir regarder derrière ma propre tête. Déconcertée, Lili s'est levée pour fouiller la chambre et a rapidement trouvé le carnet. Elle a passé en revue toutes les questions auxquelles j'ai rapidement répondu par la négative. Dès qu'elle eut terminé, j'ai roulé des yeux en direction du tableau de communication qu'elle avait retrouvé en même temps que le carnet.

« Tu as quelque chose à me dire, mon chéri ? »

J'ai battu des paupières.

« D'accord, une seconde, je prends le stylo. »

Le tableau de communication avait révolutionné ma vie, mais il était d'un usage tellement laborieux que j'allais toujours droit au but. Lili n'espérait donc pas un échange de civilités, mais elle ne s'attendait tout de même pas à ce que je me montre aussi brusque.

S.O.R.S.M.O.I.D.E.L.A.

Elle a semblé déconcertée.

« Il s'est passé quelque chose cette nuit ? »

La bonne réponse était : « Non, il ne s'est rien passé – c'est bien le problème. » Mais il était plus simple de dire oui.

La professionnelle de santé a pris le relais de l'épouse inquiète.

« Un problème avec tes soins ? »

Un clignement.

Comme elle baissait les yeux sur le tableau de communication, elle s'est sans doute rappelé qu'elle l'avait trouvé hors de mon champ de vision.

« Est-ce que l'équipe de nuit s'est servie du carnet ? »

Double clignement.

« Est-ce qu'on t'a changé de position ? »

Double clignement.

« Est-ce qu'on t'a alimenté ? »

Double clignement.

« Oh, mon Dieu. Est-ce qu'on est au moins venu t'aspirer régulièrement ? »

Même réponse.

Le message que je venais de lui épeler m'avait fatigué, elle le savait, mais elle avait besoin d'informations supplémentaires. Au cours des vingt minutes qui ont suivi, je lui ai donc raconté mon calvaire, une lettre après l'autre. À la fin, elle était convaincue que je ne me plaignais pas seulement parce que je n'aimais pas être aussi loin de Napa. Ma vie avait été mise en danger. J'avais réussi à faire passer l'information.

« Ne t'en fais pas, mon chéri, je m'occupe de tout. »

Puis, alors qu'elle se levait, elle a ajouté :

« Je suis vraiment navrée de t'avoir amené ici. »

Elle est partie avant que j'aie eu le temps de lui dire que ce n'était pas de sa faute. Sur le papier, et hormis le problème de l'éloignement, le Centre avait paru correspondre parfaitement à mes besoins. Et le personnel de jour et de soirée s'était montré irréprochable. Seule l'équipe de nuit avait été en dessous de tout.

J'ignorais où elle était partie et à qui elle avait l'intention de s'adresser, mais je ne m'inquiétais pas pour ça : elle mettrait cet endroit sens dessus dessous pour obtenir des éclaircissements. Elle est revenue au bout d'une demi-heure environ, l'air très mécontente. À la seconde où elle m'a vu, elle a repris une expression plus professionnelle, mais c'était trop tard.

« Ils m'ont promis de faire un effort, m'a-t-elle expliqué. De mon côté, je vais tout mettre en œuvre pour te changer d'établissement dès aujourd'hui. »

On était vendredi. Elle n'a pas eu besoin d'ajouter : « parce que ce sera impossible pendant le week-end ».

Lili est partie tôt pour prendre ses dispositions. Heureusement, j'ai eu quelques autres visiteurs qui m'ont tenu compagnie pendant le changement d'équipe de l'après-midi. La qualité des soins est restée irréprochable, mais ce n'étaient pas ces employés qui me terrifiaient.

J'ai tenté de m'endormir avant minuit, l'heure de la relève. Je me suis dit que ce serait plus tranquille. Au moins, je n'aurais pas l'occasion de céder à la panique. Mais avec les siestes que j'avais faites toute la journée et les prières qui montaient, toujours aussi fortes, de l'autre côté du rideau, je n'ai pas réussi à me laisser gagner par le sommeil. Il devait être une heure du matin quand j'ai enfin commencé à me sentir somnolent. Et je n'avais pas encore reçu la moindre visite de l'équipe de nuit.

Rien n'a changé.

C'était aussi déplorable que la veille. Personne n'est venu, personne n'a rien fait. Tout le monde semblait se moquer éperdument de ce qui pouvait m'arriver. Vers deux heures, je me suis mis à vraiment paniquer. J'avais survécu une fois, mais je n'avais aucune garantie de tenir une autre nuit au même régime. J'entendais les mucosités bouillonner dans ma gorge. J'avais eu de la chance la veille. Mais la fortune allait peut-être cesser de me sourire ?

Trois heures. Alors que j'écoutais le gargouillis dans ma gorge, je me suis senti dans la peau du condamné qui entend approcher les pas du bourreau. De plus en plus près, de plus en plus fort. Bientôt, les pas s'arrêteraient et tout deviendrait noir : ce n'était qu'une question de temps.

Ce n'est pas juste. Ce n'est pas juste. Ce n'est...

Panique ou épuisement, j'ignore ce qui m'a finalement fait plonger dans l'inconscience ; je ne sais même pas si je me suis endormi ou si j'ai perdu connaissance.

Le matin, Lili était déjà là quand j'ai ouvert les yeux. Ma trachée était dégagée. Les mucosités avaient été aspirées. Mais quand ? Je devais être vraiment crevé pour avoir continué à dormir pendant la procédure.

Les horreurs de la nuit étaient toujours fraîches dans mon esprit, mais les quelques minutes après mon réveil m'ont valu quelques flash-back encore plus saisissants. Je pense que Lili s'en est aperçue. Je me suis presque senti coupable de lui raconter mon supplice, sachant qu'elle en ferait une affaire personnelle. J'avais raison. Elle a posé le tableau de communication, muette de colère.

Pourquoi n'avait-on tenu aucun compte de ses réclamations ? Elle ne s'était pas contentée de critiquer le choix du papier peint. La vie de son mari était menacée à cause de soins inadaptés.

L'espace de quelques secondes, le visage de Lili a reflété mes propres émotions. Nous étions tous deux impuissants et ignorés. On nous faisait sentir que nous dérangions en nous mêlant de ce qui ne nous regardait pas. Ce sentiment de frustration, je le connaissais bien pour l'éprouver à longueur de journée – j'aurais préféré l'épargner à Lili.

Mais brusquement, son expression s'est éclairée et elle est passée à l'action. Lili l'infirmière prenait les choses en main. Alors qu'elle sortait de ma chambre, j'ai presque eu pitié du pauvre bougre (ou de la bougresse) sur qui allait s'abattre son courroux.

À son retour dix minutes plus tard, sa colère n'était pas retombée. Le personnel était totalement différent le week-end. Qui plus est, les services administratifs des autres établissements n'étaient ouverts que du lundi au vendredi. J'allais donc devoir passer encore au moins deux nuits au Centre. Je ne l'avais jamais vue aussi découragée. Elle semblait avoir le sentiment d'avoir manqué à ses devoirs envers moi, alors qu'en réalité elle était la seule à chercher une solution.

Lili avait peut-être échoué à me sortir de cet endroit, mais elle a tout de même obtenu qu'on me change de chambre.

« Ce n'est pas grand-chose, m'a-t-elle dit, mais au moins tu n'auras plus à supporter les cris de qui tu sais. »

En fin de compte, j'y ai trouvé un autre avantage.

« Enchanté, Rich, m'a lancé le type dans le lit d'à côté, alors qu'on me poussait dans la chambre. Moi, c'est Franks. »

Après le cauchemar que m'avait fait vivre le moribond implorant, ma situation aurait difficilement pu empirer, mais « M. Franks », comme Lili et moi l'appelions, s'est révélé un bien meilleur compagnon que je n'aurais pu l'espérer. C'était un jeune homme qui avait beaucoup maigri et qu'on traitait pour des escarres accumulées au cours de toute une vie de surpoids. Il avait un sens de l'humour malicieux auquel j'étais sensible et n'admettait pas le moindre relâchement dans le service. Si je l'ai trouvé amusant pendant la journée, c'est surtout la nuit qu'il a pris toute sa mesure. Quand il m'a sauvé la vie.

Je pensais être la seule personne à entendre les mucosités s'accumuler dans ma gorge, mais je me trompais : M. Franks les entendait également.

« Hé ! Y'a quelqu'un là dehors ? a-t-il lancé en direction du couloir. Mon ami Rich a besoin d'un petit coup d'aspirateur ! »

Dix minutes plus tard, un trio d'aides-soignantes visiblement nerveuses était à mon chevet, s'efforçant de comprendre le fonctionnement de la pompe aspirante. M. Franks ne les a pas quittées des yeux une seconde. Comme il avait observé la procédure plusieurs fois au cours de la soirée, il n'a pas manqué de les rappeler à l'ordre dès qu'elles s'en éloignaient.

Ç'a été encore plus douloureux que d'habitude, mais bien mieux que de devoir m'en passer. Mon seul regret a été de ne pas pouvoir serrer la main de M. Franks pour le remercier.

Il ne le savait probablement pas, mais il venait de sauver un homme de la noyade.

16

Nous allons vous faire quelques examens

Des abricots.

Des abricots et des cerises. Je me les imagine en ce moment. Ils remplissent mon jardin de couleurs. Ils sont probablement mûrs.

Peut-être que Lili acceptera de m'en cueillir quelques-uns.

Ne sois pas stupide. Elle est déjà bien assez occupée comme ça.

Je me demande s'il fait nuit quand elle arrive à la maison.

Quoi d'autre ? Bientôt la récolte des fèves. De la laitue. De la rhubarbe aussi.

Mais je ne peux rien y faire. Quel dommage.

Les drosophiles vont s'en donner à cœur joie cette année.

J'ai survécu au week-end grâce à M. Franks.

Bonne nouvelle : Lili m'a trouvé un autre établissement. Avec un bémol : aucun lit de libre avant la fin de la semaine. En attendant, j'allais devoir m'armer de courage pour les nuits prochaines.

De manière générale, je n'avais pas à me plaindre de mes soins pendant la journée, même s'il y a eu quelques ratés. Les choses ont pris un mauvais départ dès le lundi, quand les aides-soignants chargés de me changer et de me retourner sur le ventre se sont montrés un peu exubérants. L'un d'eux s'était déjà occupé de moi, mais l'autre, je ne l'avais jamais vu. Malheureusement, c'est le plus expérimenté qui m'a pris par les pieds, abandonnant ma tête au petit nouveau. À mon avis, ce type n'avait jamais soulevé quelqu'un de sa vie. Il m'a juste attrapé par les épaules, et quand son collègue a donné le feu vert, il m'a roulé sur le côté, sans penser à me soutenir la tête. Comme je n'exerçais toujours pas le moindre contrôle sur mon cou, mon crâne est retombé brutalement sur l'oreiller, provoquant une douleur atroce.

Je n'ai jamais autant regretté de ne pas pouvoir crier. Personne n'aurait l'idée de déplacer un bébé sans lui tenir la tête – alors, pourquoi faire preuve d'une telle légèreté avec moi ? Je ressemblais peut-être à une statue, mais je n'étais pas en pierre. Mes articulations et mes muscles étaient aussi flexibles que ceux de n'importe qui.

J'ai été surpris que personne n'entende le claquement quand ma tête est retombée. Si je n'avais pas été déjà paralysé à partir du cou, maintenant, c'était fait. Même avec cette douleur aiguë qui me vrillait tout le corps, j'ai eu le réflexe de pratiquer le seul test à ma disposition pour établir si j'avais été gravement blessé ou non. En me concentrant à fond, j'ai finalement réussi à bouger mon gros orteil gauche. Je l'ai senti qui frottait contre le drap. Mon cou n'était pas cassé. Mais ça n'était probablement pas passé loin.

Sur une note plus positive, quand j'ai retrouvé ma position habituelle sur le dos quelques heures plus tard – avec plus de précautions, cette fois –, mon médecin m'a proposé une solution pour améliorer mon confort.

« J'ai réfléchi, m'a-t-il expliqué. Votre immobilité prolongée ne peut qu'être préjudiciable à votre circulation. »

Il avait eu l'idée de rehausser mes bras et mes pieds sur des coussins.

Je comprenais le principe, j'ai donc accepté sans broncher. Par ailleurs, je me réjouissais d'avoir enfin un médecin qui semble se soucier de ma rééducation.

Il pense sincèrement que ça m'aidera.

Néanmoins, tandis qu'il faisait tout ce qui était en son pouvoir pour mon bien-être pendant la journée, l'équipe de nuit semblait décidée à me mener la vie dure.

Sachant que je ne pouvais littéralement pas lever le petit doigt, je ne m'explique pas comment mon bras a glissé de son coussin pendant la nuit. Mais à mon réveil, je l'ai trouvé coincé sur le côté de mon lit, entre le mate las et les barres en acier. Ça faisait tellement mal que je n'ai d'abord pas identifié avec précision la source du problème. En plus d'être écrasé par le métal et le matelas, le bras était tordu à la fois à l'épaule et au coude. J'avais l'impression d'être pris entre les mâchoires d'un chien féroce et d'être totalement impuissant. M. Franks dormant à poings fermés, je suis resté ainsi toute la nuit. Même quand elles sont venues pour aspirer ma trachée, les infirmières n'ont pas touché mon bras. Je suppose qu'elles ont estimé que si un de leurs supérieurs voulait que je dorme dans cette position, il ne leur appartenait pas de remettre en cause cette décision. J'ai dû attendre le matin et la venue des types qui devaient me retourner pour qu'on me soulage enfin.

Le médecin de jour était forcément au courant de notre demande de transfert, mais ça ne l'a pas empêché de poursuivre ses efforts avec le même zèle. Une partie de son plan consistait à mettre en œuvre un programme d'exercices physiques. Bien que je ne puisse pas bouger un muscle, à l'exception d'un orteil et de mes yeux, il m'a expliqué qu'un physiothérapeute viendrait soulever mes membres et leur faire faire des mouvements habituels afin de stimuler ma mémoire des habilités motrices.

Pourtant, lors de notre première séance, le thérapeute s'est arrêté, alors qu'il avait à peine touché ma jambe.

« Je dois vérifier quelque chose auprès du médecin », m'a-t-il expliqué avant de me laisser en plan.

Quelques minutes plus tard, mon médecin palpait mon mollet qui lui a semblé anormalement dur.

« Il n'y a probablement pas de quoi s'inquiéter, mais nous allons vous faire quelques examens. »

Dans l'heure, je me suis retrouvé dans une ambulance, direction Marin General. Une fois là-bas, j'ai eu droit à un nouveau scanner. Lili a repris sa place habituelle dans la cabine de contrôle, à l'abri des radiations. Après, on m'a annoncé les résultats.

« Je suis désolé, mais vous avez un petit caillot de sang dans la jambe, m'a expliqué le médecin. Je vais vous donner de la warfarine – un agent fluidifiant – pour le dissoudre. Je vais aussi vous prescrire de la daltéparine, un anticoagulant qui devrait empêcher la formation d'autres caillots. Je suis sûr que ces mesures seront suffisantes. Mais en attendant, nous devrons suspendre votre programme d'exercices physiques. »

La simple mention du mot « caillot » m'avait rendu nerveux.

Était-il susceptible de provoquer *une nouvelle attaque* ?

Je n'ai pas eu besoin du tableau de communication. Lili lui a posé la question.

« En théorie oui, a-t-il répondu. Si le caillot se déplace et bloque l'afflux du sang au cerveau, ou s'il atteint le cœur ou les poumons. Mais c'est très peu probable et je suis pratiquement certain que la warfarine sera efficace. »

Il m'a semblé très sûr de lui. Pourquoi ne partageais-je pas son optimisme ?

S'il se trompait, je savais qu'un nouveau caillot, aussi petit soit-il, mettrait fin à mes jours de façon foudroyante.

Alors, c'est ça ma vie, maintenant ? Deux caillots en trois semaines. Sont-ils liés ? Ai-je fait quelque chose pour les provoquer ? Est-ce héréditaire ?

Oh, mon Dieu, et si j'avais transmis ça à mes enfants ?

Ça ne colle pas avec mes quelques connaissances sur le sujet. Mais je ne suis même pas fichu de comprendre pourquoi j'en ai eu un. Alors, deux, c'est comme une plaisanterie de mauvais goût.

Je me demande comment ils ont fait pour trouver le deuxième aussi vite. Peut-être que celui dans ma jambe est un débris de celui dans mon cou ? Est-ce qu'ils l'ont surveillé ou est-ce que ma jambe semble vraiment plus dure avec un caillot à l'intérieur ?

S'ils ont réussi à repérer un petit caillot dans ma jambe, comment ai-je pu en louper un gros dans mon cou ? Moi qui n'arrête pas de répéter à mes étudiants de faire attention aux indices. Est-ce que je serais passé à côté de quelque chose ?

Je me creuse la cervelle. Est-ce que tout ça aurait pu être évité ? Est-ce j'aurais pu empêcher que ma famille vive un tel enfer ?

La simple idée que je puisse être en partie responsable me donne envie de pleurer – sauf que je ne peux pas.

Je suis rentré au Centre, encore plus morose qu'à mon départ. La perspective de trois nuits de torture ne m'enchantait déjà guère auparavant, mais maintenant je savais en plus que je ne ferais aucun progrès pendant la journée. Sans rééducation, que restait-il à mes médecins ?

Ils vont avoir du mal à justifier leur salaire...

Le lendemain, un des thérapeutes est venu m'apporter un petit gadget plat qui ressemblait à un bouton d'alarme comme on en voit parfois sur les murs. Et effectivement, c'était bien ça.

« Je vais vous installer ça à côté de la tête, m'a-t-il expliqué. Si vous désirez quoi que ce soit dans la journée – ou, plus important, la nuit – il vous suffira de rouler la tête vers la droite pour appeler. N'importe quel mouvement suffira à l'activer, vous avez à peine besoin de le toucher. Vous pensez y arriver ? »

En un mot ? *Non !*

Bien sûr que non. J'étais bloqué, étendu raide sur ce lit. Je ne bougeais que lorsque deux malabars venaient me retourner sur le ventre. Et même ça, ça m'avait valu une douleur foudroyante dans le cou. Quelle idée risible.

Mais le thérapeute ne s'est pas laissé fléchir et a posé le boîtier contre ma tête. Un millimètre de plus et il me l'enfonçait dans la tempe.

Vous pouvez le placer aussi près que vous voulez, ça ne change rien. Je ne suis pas capable de bouger, et encore moins d'atteindre une cible.

Néanmoins, au bout de quelques minutes, j'ai tout de même essayé. Ça avait au moins le mérite de me distraire de l'ennui de ma journée et des horreurs qui se préparaient pour plus tard. En fait, j'ai poursuivi mes tentatives toute la nuit. Le lendemain matin, j'ai continué, par intermittence, même en présence de Lili et de mes autres visiteurs. Ils n'avaient aucun moyen de s'en apercevoir.

Comme d'habitude, il n'y avait rien de mobile chez moi, à part mes yeux.

Mais quand tout le monde est parti en fin de journée, quelque chose de curieux s'est produit.

Un mouvement convulsif ?

J'aurais juré avoir senti quelque chose. Mon oreiller avait-il bougé ?

Non ! Je crois vraiment que c'était moi.

J'ai refait un essai ; comme avec mon gros orteil, j'ai concentré toute ma volonté et mon énergie sur mon cou. Surmonter la douleur a été le plus dur, mais une fois que j'ai réussi à l'ignorer, j'ai pu me focaliser sur mon objectif.

Le temps s'est arrêté l'espace de quelques secondes, peut-être quelques minutes. J'ai réellement eu la sensation de progresser. J'ai pensé au bouton sur mon oreiller, et à la façon dont je devais simplement tourner la tête de quelques degrés pour l'atteindre.

Allez, encore un effort...

Puis mon cou a eu un petit spasme et ma tête a basculé vers la droite. Un degré, deux, trois, quatre, six, huit, dix... Elle a probablement tourné d'environ quinze degrés avant que ma tempe ne heurte quelque chose.

Le boîtier !

Mon mouvement avait été si soudain que le gadget est tombé par terre. Incroyable. J'étais parvenu à bouger la tête, mais ce faisant, j'avais envoyé valser ce qui m'aurait justement permis d'en informer quelqu'un.

Après ça, la nuit m'a paru beaucoup moins pénible que les précédentes. M. Franks était fidèle au poste, prêt à houspiller les infirmières quand j'avais besoin d'un petit coup de pompe aspirante. Mais le simple fait d'avoir regagné une partie de ma mobilité au niveau du cou, là où s'était logé le caillot qui avait failli me tuer, m'a considérablement remonté le moral. Je me suis demandé si la magie du premier « casse-caillot » venait enfin d'opérer. Ou peut-être était-ce un effet de la warfarine.

Quoi qu'il en soit, je mourais d'impatience d'apprendre la bonne nouvelle à Lili. À mes médecins aussi. Mais surtout, j'étais impatient de reprendre le cours de ma rééducation. Pour la première fois depuis trois semaines, j'apercevais enfin une lueur au bout du tunnel.

Et ce coup-ci, j'étais presque certain qu'elle n'annonçait pas l'arrivée d'un train…

17

Où aimeriez-vous aller ?

Je devrais être en train de faire des crunchs en ce moment.

C'est le matin. Alors qu'on me prépare pour un transport en ambulance, je patiente en pensant à mon ancienne routine quotidienne. Après les crunchs, quelques exercices aux haltères (développés couchés, soulevés de terre, flexions sur jambes, flexions des biceps, élévations latérales). À quand remonte ma dernière séance ? Laissez-moi réfléchir. On est le 11 juin. J'ai été admis au Queen of the Valley le 20 mai. Trois semaines sans exercice physique.

Avant, dès que je sautais une journée, cette dépense d'énergie me manquait. Mon corps va m'en faire voir de toutes les couleurs la prochaine fois que j'entrerai dans une salle de sport.

Quelle blague ! Depuis le 20 mai, j'ai tout juste réussi à remuer un orteil et à tourner la tête d'un peu plus d'un centimètre. Quand est-ce que je vais remettre les pieds dans un vestiaire et respirer l'odeur du liniment et de la crème Deep Heat ?

J'ai de nouveau envie de pleurer.

Qu'est-ce que je dois faire ? Renoncer ? Accepter de ne plus jamais soulever un haltère ? Ou me battre ?

Alors que les brancardiers me poussent vers l'ambulance, je sais quelle voie je souhaite choisir. Mais à quoi bon ? Qu'importe ce que désire mon esprit quand mon corps fait la loi.

Après huit jours – et sept nuits épouvantables – au Centre, Lili a enfin réussi à me faire transférer dans l'établissement de soins Care Meridian de Fairfax, dans le comté de Marin. Évidemment, c'était un immense soulagement, mais j'ai tout de même été déçu de ne pas rentrer à Napa. En fait, Fairfax est encore plus loin de chez nous que ne l'était le Centre, alors je n'avais pas vraiment envie d'y aller. Une fois de plus, et à ma grande honte, j'en ai voulu à Lili d'avoir choisi cet endroit. Et mon humeur ne s'est guère améliorée quand j'ai vu ce qui m'attendait par les portes ouvertes de l'ambulance. Le Centre avait au moins eu comme avantage un cadre paisible. Là, on m'a déchargé à côté du boulevard Sir Francis Drake, une artère à quatre voies. Mais dans la mesure où le Centre s'était révélé un véritable enfer pour moi, je savais que les apparences étaient parfois trompeuses.

Cet endroit mérite peut-être que je lui donne sa chance.

De l'extérieur, Care Meridian ressemblait à une maison à un étage. À l'intérieur, j'ai retrouvé ce côté simple, presque familial. Lorsqu'on m'a poussé jusqu'à l'accueil, j'ai eu l'impression, passé le vestibule, d'entrer dans le salon d'un particulier ; quant à ma chambre, il y avait bien sûr des machines dans un coin, mais la penderie et la commode étaient en bois, de vrais meubles, pas du plastique en kit. Le genre de détail qui change tout.

Autre touche accueillante : l'absence de rideau de séparation. La lumière qui entrait par les fenêtres éclairait les moindres recoins de la pièce ; l'ambiance était donc en net progrès par rapport à ce que je venais de connaître. Puis une pensée m'a traversé l'esprit :

Tout dépend de la personne avec qui je vais partager la chambre.

J'avais tort de m'inquiéter. À mon arrivée, j'ai été chaleureusement accueilli par un dénommé John qui m'a assuré d'un ton joyeux que j'avais fait le bon choix en venant ici. Je ne l'ai pas vue, mais je gage que Lili a roulé des yeux à mon intention en entendant ça. Je ne lui en aurais d'ailleurs pas tenu rigueur. Elle n'avait rien trouvé à Napa, mais ce n'était pas faute d'avoir essayé. Alors je n'aurais pas dû lui en vouloir de m'avoir fait transférer ici, surtout que Care Meridian semblait parfaitement correspondre à mes besoins. Cet établissement n'accueillait que douze patients, là où le Centre, véritable usine, en « traitait » trois cent soixante. Par ailleurs, chaque infirmière n'avait la charge que d'un seul patient, au lieu de neuf. Tout se trouvait aussi au même niveau, ce qui en rendait l'accès en fauteuil roulant plus facile. J'espérais profiter au plus vite de cet avantage.

Une bonne première impression, donc. Mais à cause de mon expérience du Centre – rien à dire au départ – je restais sur mes gardes.

Care Meridian a pour mission la rééducation des patients, afin qu'ils puissent réapprendre à vivre de manière aussi indépendante que possible. L'accent n'est pas tant mis sur les soins médicaux que sur la préparation du corps et de l'esprit à retrouver le monde extérieur. Pour moi, ce processus se déclinerait en trois séances de thérapie différentes par jour, m'a expliqué le médecin. Consultant sa montre, il a dit :

« Vous n'aurez le temps que d'en faire une aujourd'hui, mais je pense que ça va vous plaire. »

Comme à son signal, un homme souriant aux cheveux bruns et en blouse bleue est entré dans la chambre.

« Bonjour, Richard. Je m'appelle Dennis. Je suis votre physiothérapeute. »

Puis, avant même que le médecin ait quitté la pièce, il a ajouté :

« On se met au travail ? »

Dennis devait avoir la soixantaine, mais il était bâti comme un homme deux fois plus jeune. J'ai bientôt appris qu'il éprouvait à l'égard de la phrase « je ne peux pas » une aversion profonde qui frisait le psychotique. Alors qu'il me faisait part de ses projets me concernant, il lui arrivait de marquer une pause pour me lancer : « Si vous pensez, "Je ne peux pas faire ça", je vous arrête tout de suite, parce que je suis là pour vous dire que si. » Je n'avais jamais rencontré quelqu'un d'aussi positif. J'avais de la chance de l'avoir à mes côtés, même si je ne partageais pas son optimisme.

La cohabitation avec John m'a vraiment ouvert les yeux sur ce que mon avenir pouvait me réserver. Il était paraplégique. Sous la ceinture, plus rien ne bougeait chez lui et, selon le pronostic des médecins, c'était définitif. En quoi étais-je différent ? Qu'est-ce qui permettait d'affirmer que je récupérerais plus de forces que lui ? Je devais me montrer réaliste. Je me contenterais de sortir de l'hôpital et d'être le moins possible un fardeau pour Lili et mes filles. Dans l'état actuel des choses, je ne pouvais pas espérer mieux. Ce qui, à en juger par le peu que me révélaient leurs visages impénétrables, correspondait à peu près aux ambitions des médecins. Seul Dennis semblait n'avoir pas reçu le mémo.

Il ne pouvait pas toucher ma jambe gauche, parce qu'apparemment, le caillot était toujours là. D'après lui, il aurait disparu d'ici une semaine environ. Mais en attendant, il avait largement de quoi faire avec la jambe droite et mes deux bras. Avec une douceur surprenante chez un homme de sa carrure, il a saisi mon bras droit et, me décrivant chacune de ses actions au fur et à mesure, il s'est mis à manipuler mon coude dans une série d'exercices. D'abord, il a soulevé mon poignet vers ma tête en soutenant l'articulation ; ensuite, il a levé mon bras au-dessus de ma tête et lui a fait décrire un mouvement circulaire. Malgré sa douceur, j'ai trouvé ces exercices fatigants, ce qui m'a paru d'autant plus curieux que je ne produisais moi-même aucun effort.

Il a travaillé sur les trois membres de cette façon pendant une heure, amenant mes articulations à faire de petits mouvements. C'était nécessaire, m'a-t-il expliqué, si je voulais éviter qu'elles ne s'ankylosent et que mes muscles ne s'atrophient. Je ne savais pas quel poids j'avais perdu depuis que j'avais été admis au Queen of the Valley, mais quand il les a soulevés, la vue de mes bras et de ma jambe décharnés m'a appris que ma définition musculaire avait sérieusement diminué. Le résultat de plusieurs années d'efforts, disparu en à peine quelques semaines.

En dépit du commentaire détaillé et optimiste de Dennis, je ne pouvais m'empêcher de me sentir davantage spectateur que participant. Je voyais ma jambe se plier, mais je n'exerçais toujours aucun contrôle sur elle ; elle aurait aussi bien pu appartenir à John dans le lit d'à côté. Néanmoins, à la fin de la séance, Dennis m'a félicité pour mon « travail ». Nous savions tous deux que je n'avais rien fait du tout, mais c'était son style. Il voulait me faire partager son état d'esprit positif et m'a assuré que c'était une des clés de la réussite.

Son enthousiasme contagieux m'a certainement redonné un sentiment d'optimisme. Jusqu'alors, je n'avais eu pour ambition que de faire mentir les différentes prévisions – espérance de vie, degré de mobilité, etc. – pour un malade atteint du syndrome d'enfermement. Au Centre, dans mes bons jours, je m'étais mis à croire en mes chances. Maintenant, avec Dennis pour m'aider, j'étais presque convaincu.

Mais il attendait plus. Il voulait que je retrouve l'usage complet de mon corps, totalement opérationnel. Je ne pouvais qu'admirer son énergie, mais en cet instant, avec mes bras fatigués et toujours aussi inertes, cette hypothèse me paraissait hautement improbable.

Je regarde mon poignet s'élever vers mon épaule. Le coude ne bouge pas. Technique parfaite pour une flexion du biceps, mais cette époque est révolue. Je dois l'accepter. Ce n'est même pas moi qui suis à l'origine du mouvement.

Dennis est un brave type. Il a bon cœur. Mais ça va faire un mois que je ne suis pas fichu de m'essuyer le derrière tout seul. Alors, soulever ne serait-ce que la lunette des toilettes ? Ce n'est pas demain la veille. Peut-être plus jamais.

Mieux vaut ne pas trop y compter. Quoi qu'il en dise.

Après quelques heures à m'apitoyer sur mon sort, je me suis mis à réexaminer ma situation. Aux soins intensifs, je n'avais eu qu'une ambition : survivre à mon attaque.

Plus tard : juste survivre au Centre. Mais à présent, on semblait me dire que mes chances de guérison étaient bien réelles.

Hormis l'exubérance encourageante de Dennis, une autre raison m'incitait fortement à m'impliquer à fond. Care Meridian était un centre de rééducation de tout premier ordre ; à ce titre, le séjour ici était probablement onéreux. Selon les termes de mon assurance santé, si les médecins s'estimaient déçus par mes progrès, ma compagnie cesserait de payer et je serais transféré dans une clinique ou même un centre de soins palliatifs. Autrement dit, le corps médical s'en laverait les mains et je bénéficierais simplement d'un accompagnement vers la mort. Aux États-Unis, il n'existe pas de sécurité sociale pour les défavorisés. Si vous ne pouvez pas payer pour votre traitement, vous n'y avez pas droit.

Pour le moment, les médecins en étaient encore à évaluer mes chances. C'était l'équipe de thérapeutes, et Dennis en particulier, qui croyait en mon potentiel. Et ainsi, malgré mon scepticisme, je me suis juré de coopérer au mieux de mes capacités et de profiter au maximum de mon séjour, quelle qu'en soit la durée.

Mais ça n'allait pas être facile ; en effet, Lili, un soutien moral essentiel pour moi, ne pourrait plus être aussi souvent à mes côtés. J'ignorais comment elle s'était débrouillée jusqu'à présent, mais l'avoir près de moi quotidiennement avait sans le moindre doute contribué à me sauver la vie. Sans la promesse de voir son visage chaque matin aux soins intensifs et encore davantage au Centre, je ne suis pas sûr que j'aurais même voulu me réveiller. Mais son congé touchait à sa fin, et elle allait devoir reprendre le travail. Elle avait réussi à aménager ses horaires pour pouvoir tout de même me rendre visite plusieurs fois par semaine. Vu la distance, ce n'était ni pratique ni prudent – à mon avis – de venir plus souvent. Heureusement, Melanie continuerait à faire le déplacement presque tous les jours, tout comme Shannon quand son travail le lui permettrait. Je me faisais une joie des visites de ma sœur Carol, et de nombreux amis de Napa, comme David et Colleen, ou Keith et Pam, avaient promis de faire un saut le week-end. Tout bien considéré, je n'avais pas à me plaindre.

En attendant, mon nouveau cadre était vraiment très agréable. Tout le personnel sans exception se montrait prévenant et compétent, très ouvert à de nouvelles méthodes aussi. Des six infirmières que j'ai dû rencontrer le premier jour, aucune n'avait vu un tableau de communication auparavant, ce qui n'avait rien de surprenant puisque j'étais leur premier patient souffrant de syndrome d'enfermement. Mais avec l'aide de Lili, j'ai pu leur faire une démonstration de son fonctionnement. Conjointement avec le carnet conçu par Lili, j'ai ensuite pu communiquer avec tous les gens qui s'occupaient de moi. J'avais à nouveau le sentiment d'être traité comme un être humain pleinement conscient – une avancée significative après le Centre.

C'était important à mes yeux. Une exigence qui figurait également au rang des priorités de Care Meridian, et en particulier des personnes chargées de mes soins au quotidien. Arthur et Margarita formaient l'équipe de jour ; Brenda prenait la relève pour la soirée. Arthur était un Philippin d'une trentaine d'années et j'ai su que je m'entendrais bien avec lui dès notre première rencontre. À peine arrivé dans la chambre, il a remarqué que j'avais besoin d'être changé. On peut rêver mieux en guise de présentations. Je me suis senti encore plus humilié que d'habitude. Comme façon de briser la glace, ça craignait vraiment.

Ça ne peut pas être pire. C'est déjà ça.

Je me trompais. Quand Arthur s'est penché pour m'essuyer le derrière, j'ai pété.

Heureusement pour moi, il a tourné la chose en plaisanterie.

« Eh bien, Rich ! Vous auriez pu me prévenir ! »

Je pense que ça nous a détendus, et à partir de là, je me suis senti complètement à l'aise avec lui.

Un peu plus tard, j'ai fait la connaissance du deuxième membre de mon équipe de jour. Margarita était une petite Mexicaine, mais bien qu'elle dépassât à peine le mètre cinquante, elle était forte comme un bœuf – ce qu'elle a prouvé peu après son entrée dans ma chambre.

« C'est l'heure du bain », m'a-t-elle annoncé avec un fort accent, esquissant un sourire.

J'ai regretté de ne pas avoir un code pour dire « Je vous demande pardon ? » en clignant des yeux. Peut-être une idée à creuser avec Lili dans la matinée.

Comme si elle lisait dans mes pensées, Margarita a ajouté :

« Vous avez cru y échapper parce que vous êtes cloué au lit ? »

Puis elle a ri, et j'ai su que j'avais bien entendu. Toutefois, j'ignorais comment elle comptait me faire entrer dans une baignoire. À mon avis, c'était mission impossible – malgré ma perte de poids.

Pourtant, après qu'Arthur eut approché le brancard à roulettes, Margarita a baissé la barrière de mon lit et m'a transféré sans effort sur le brancard. John a gloussé ; clairement, il connaissait la suite. J'étais encore sous le coup de la surprise devant la force surhumaine de

Margarita quand nous sommes arrivés dans ce qui ressemblait à une salle de bain tout équipée – à un détail près. Au son de l'eau qui coulait, elle a déboutonné ma blouse et, pour la première fois depuis des semaines, j'ai vu à quel point mon corps était devenu émacié. Je m'étais habitué au tube dans ma gorge, au cathéter dans mon pénis, avec sa poche à urine sur le côté, et à la sonde dans mon estomac, mais ça, c'était nouveau et profondément choquant.

L'eau était en train de remplir un bain à remous géant. Je me suis demandé pourquoi ils avaient besoin d'une aussi grande baignoire, mais j'ai bientôt découvert la réponse. D'abord, les infirmières ont manœuvré mon corps nu pour le mettre sur ce que j'ai pris pour une table en plastique à côté de la baignoire. Puis, suite à la pression d'un bouton, le dessus de table s'est transformé en quelque chose de beaucoup plus impressionnant, glissant sur le côté jusqu'à se trouver en suspension au-dessus du tourbillon. Enfin, il a entamé sa descente, et bientôt toute la plateforme – et mon corps, jusqu'au niveau de mon tube trachéal – a été immergée dans l'eau bouillonnante.

Je ne m'étais pas senti aussi bien depuis des semaines. L'eau chaude sur ma peau était en soi une thérapie. Puis les jets puissants sont entrés en action, et j'ai eu droit à un massage en plus de mon bain moussant. Margarita m'a également lavé les cheveux et m'a frotté des pieds à la tête. Je n'avais jamais pris un bain pareil.

Regonflé par cette expérience, je suis retourné dans ma chambre en me disant que Brenda, l'infirmière de l'équipe du soir, aurait fort à faire pour se montrer à la hauteur. Mais elle y est parvenue. C'était un ange ; elle a méticuleusement posé un bouton d'appel sur mon oreiller, juste au bon endroit pour que je puisse appuyer dessus sans craindre de le faire tomber. Elle est aussi restée bavarder un peu, après avoir terminé sa tournée, remplissant le silence laissé par la chaise vide. Je n'ai pas eu à dire un mot ; elle a senti tout de suite à quel point le départ de mes derniers visiteurs m'avait affecté ce soir-là. Avant de prendre congé à son tour, elle m'a demandé quelle chaîne de télévision je souhaitais regarder. Puis elle m'a donné des médicaments pour m'aider à dormir et m'a souhaité de faire de beaux rêves.

Le moral au beau fixe, j'étais bien décidé à passer ma première nuit ici sans aucun des cauchemars qui avaient troublé mon sommeil au Centre. Dans le couloir, les membres du personnel se parlaient en anglais ; je pouvais donc les comprendre et me faire comprendre. Grandement rassuré, je me suis assoupi paisiblement. J'ai été réveillé à intervalles réguliers, chaque fois que quelqu'un vérifiait si ma trachée avait besoin d'être siphonnée, mais ça ne m'a pas gêné, bien au contraire ; ça prouvait que j'étais sous surveillance constante. À part ces quelques séances de pompe aspirante, j'ai dormi comme un bébé pour la première fois depuis plus d'une semaine.

Le lendemain matin, j'ai entamé le programme qui resterait le mien aussi longtemps que durerait mon séjour à Care Meridian. Que ce soit dix jours ou dix ans, j'ai eu le sentiment que ça dépendait de moi. Préférant ne pas m'appesantir sur les conséquences de la deuxième hypothèse, je me suis concentré sur l'instant présent.

Après que l'équipe de jour eut pris le relais, Margarita est venue faire ma toilette au lit. (Elle m'a promis que j'aurais à nouveau droit au bain bouillonnant le lendemain.) Puis elle m'a peigné, m'a brossé les dents, m'a rasé avec un rasoir électrique et a changé ma couche – qui n'était pourtant pas sale. Une telle attention portée à chaque détail m'a réellement impressionné.

J'ai reçu la visite de mon médecin vers huit heures. Il a semblé assez satisfait de mon état, mais a tout de même voulu vérifier que la rééducation n'avait pas eu de répercussions. Non seulement j'allais bien, mais le caillot avait pratiquement disparu ; je serais donc bientôt en mesure de faire travailler les deux jambes.

Mais avant ça, je devais m'habituer à une autre forme de traitement. Si je pensais que Dennis sous-estimait le défi auquel il faisait face, j'ai eu le sentiment que ma prochaine thérapeute, Kahlin, se proposait d'escalader l'Everest. Je ne lui enviais pas sa tâche. En fait, dès qu'elle s'est présentée comme mon orthophoniste, j'ai été tenté de lui dire de laisser tomber. À quoi bon nous faire perdre notre temps à tous les deux ?

Ignorant mon cynisme, Kahlin a passé en revue les différentes techniques qu'elle allait employer et m'a expliqué les résultats qu'elle espérait obtenir. Je l'ai d'abord écoutée poliment, mais quand elle a mentionné le fait que me réapprendre à manger faisait également partie de sa mission, j'ai cessé de faire attention. Clairement, cette femme se berçait d'illusions. Je n'exerçais aucun contrôle sur ma mâchoire et ma langue, et j'avais un trou et un tube enfoncé dans la gorge, nom d'un chien ! Comment étais-je censé parler ou manger ?

Pauvre Kahlin. Au moins Dennis avait-il la possibilité de faire bouger mes bras et mes jambes manuellement. Elle pouvait difficilement attraper ma langue et mes cordes vocales pour les ramener à la vie.

Bigre, voilà une heure qui promet d'être longue...

À un moment dans la matinée, Melanie est arrivée. Enfin, ai-je pensé, une injection de bon sens dans cette chambre. Elle au moins n'attendrait pas de moi que je déplace des montagnes. Pourtant, quand ma séance suivante a commencé, elle n'a pas retenu son enthousiasme.

Christine était mon ergothérapeute. Elle m'a expliqué qu'elle travaillait sur la motricité fine. Autrement dit, si Dennis me préparait à manier une raquette de tennis, grâce à Christine, je pourrais peut-être faire rouler une balle entre mes doigts. J'ai compris la différence, mais cette fois encore, je ne voyais pas l'intérêt. À moins qu'elle n'espère m'apprendre à écrire à l'aide d'un seul orteil.

Mon scepticisme augmentait à vue d'œil. Puis Dennis est venu pour ma séance suivante et l'a projeté dans la stratosphère.

Nous avons travaillé ensemble pendant une heure sans différence notable par rapport à la veille. L'épisode qui m'a stupéfait a eu lieu quand l'un des médecins est entré et nous a observés pendant cinq minutes, vers la fin. Puis il a annoncé :

« Je vais demander qu'on commande un fauteuil roulant électrique dès que possible. »

Dennis a failli laisser tomber ma jambe.

« Holà ! s'est-il exclamé. Pas de précipitation. »

L'autre a haussé un sourcil.

« Comment ça, “pas de précipitation” ? Qu'est-ce que vous voulez dire, Dennis ?

— Je dis que ce gars-là va sortir de chez nous sur ses deux jambes. Alors, aucune raison de jeter l'argent par les fenêtres pour un truc qu'il n'utilisera jamais. »

Le médecin a paru soufflé par l'assurance de Dennis. Melanie a failli tomber de sa chaise. Quant à moi, j'ai pensé que c'était juste un stratagème grossier de Dennis pour me pousser à faire davantage d'efforts.

Je parie qu'il sert ce baratin à tous ses patients. Mais aucune chance que je ressorte d'ici sur mes deux jambes. Je ne remarcherai plus jamais.

Ces gens n'ont jamais eu affaire à quelqu'un qui souffre du même syndrome que moi. J'en mettrais ma main à couper. Les médecins ont déjà du mal à croire que je suis toujours en vie. Je le lis dans leurs yeux parfois. Chacune de leurs décisions semble être prise au hasard. J'ai l'impression qu'ils apprennent au fur et à mesure, en fonction de mes faits et gestes. Si je suis encore là, je le dois probablement à ce qu'ils ont découvert sur Internet. Ils font de leur mieux, j'en ai conscience, mais je suis une expérience à leurs yeux, un sujet de recherche dont ils pourront discuter un jour lors d'une conférence.

Au moins sont-ils réalistes. Mes thérapeutes se comportent comme si je m'étais tordu la cheville. N'ont-ils pas lu la page Wikipedia consacrée au syndrome d'enfermement ? Je ne peux même pas m'asseoir dans mon lit ! Alors, marcher...

Avec des médecins plutôt prudents et des thérapeutes beaucoup plus ambitieux, je faisais déjà face, en termes de soins, à une offensive sur deux fronts. Mais bientôt, un troisième détachement a jeté ses forces dans la bataille.

Au cours d'une de ses visites, ma sœur a abordé le sujet des médecines alternatives. Carol y croyait, en particulier à l'acupuncture qui, d'après elle, me ferait le plus grand bien. Melanie a reconnu que ça valait la peine d'essayer.

« Qu'est-ce que tu as à perdre ? » m'a-t-elle fait remarquer.

Elle avait raison. Je n'étais pas partisan de la médecine par les plantes – et pourtant, j'avais la main verte ! – et n'attachais guère de crédit à la pensée New Age en général, mais j'aime à croire que j'ai l'esprit ouvert. J'ai donc donné mon accord.

Melanie a immédiatement pris contact avec Lili, qui s'est chargée de lever tous les obstacles administratifs pour obtenir l'autorisation de faire venir un praticien extérieur à l'établissement. Pendant ce temps, Carol s'est mise en quête d'un acupuncteur. Elle a trouvé une jeune femme remarquable, Sarah, qui jouissait d'une excellente réputation au sein de la communauté des médecines alternatives du comté de Marin.

Tout se passait bien, et j'attendais même avec impatience ma première séance avec Sarah. Jusqu'à ce que je voie la taille des aiguilles. Sachant que mon corps – à l'exception d'un orteil et du mouvement limité dans mon cou – était totalement inerte et que je ne pouvais pas crier, je me suis à avoir de sérieux doutes. Néanmoins, je suis rapidement tombé sous le charme de Sarah qui m'a calmé.

Elle m'a promis que je n'aurais pas mal et m'a soutenu que je sentirais immédiatement les bienfaits de son action. J'étais doublement sceptique, mais elle m'a annoncé qu'elle avait déjà planté une aiguille dans mon orteil. Je ne m'en étais même pas rendu compte.

Tout en travaillant, Sarah m'a expliqué que l'acupuncture stimulait des zones précises de l'épiderme, des points considérés comme portes d'entrée et/ou de sortie des énergies à travers le corps. Dans la mesure où mes terminaisons nerveuses et mes muscles avaient cessé toute communication, j'ai compris l'intérêt potentiel d'une telle stimulation. Mais peut-être étais-je influencé par le comportement de Sarah à mon égard ? Seul l'avenir le dirait.

Partant du principe que les premiers résultats devraient être perceptibles au bout de douze visites, nous avons convenu de deux séances hebdomadaires pour les six prochaines semaines.

À Fairfax, j'ai aussi pris l'habitude de regarder la télévision. Aux soins intensifs, elle avait souvent été une distraction, mais à présent le fait de m'absorber dans une émission m'empêchait de m'appesantir sur mon sort et – surtout – l'absence de progrès. Je la laissais allumée vingt-quatre heures sur vingt-quatre, parce qu'il m'arrivait encore d'être terrifié quand je me réveillais seul, au milieu de la nuit, malgré ce nouveau cadre, bien plus accueillant. (John, mon compagnon des débuts, s'était vu attribuer sa propre chambre une semaine après mon arrivée.)

Bien sûr, j'avais besoin d'une infirmière pour changer de chaîne. Mais avec mon bouton d'appel à distance commode de ma tête, que je pouvais désormais bouger sur le côté avec un peu de concentration, ça ne constituait plus réellement un obstacle.

Regarder la télévision m'a fourni une bonne occasion de travailler sur les différents exercices que Dennis et les autres thérapeutes m'avaient prescrits au cours des deux dernières semaines. J'arrivais plus facilement à me détendre en l'absence de mes « rééducateurs », et ce n'était certainement pas le temps qui me manquait. Mais jour après jour, nuit après nuit, rien ne se produisait.

Puis un soir, alors que, calé contre mon oreiller, je regardais la télévision, j'ai réussi à bouger ma jambe gauche. J'attendais ça depuis si longtemps que j'ai d'abord été stupéfait. Mais ce n'était pas le fruit de mon imagination. Elle venait réellement de tourner sur le côté, à mon initiative.

Je ne pouvais pas y croire, surtout s'agissant de ma mauvaise jambe, celle avec le caillot, celle à laquelle j'avais accordé le moins d'attention. Mais la voilà qui pendait à gauche, puis à droite, précisément au moment où je le lui ordonnais.

Est-ce que c'était grâce aux aiguilles ? Ou la continuation de ce qui était arrivé à mon orteil gauche ? Quoi qu'il en soit, j'avais envie de le crier dans toute la baraque. En fait, j'ai commencé à pencher la tête vers le bouton d'appel. Mais je me suis ravisé. Ça pouvait attendre jusqu'à ce que je voie la personne avec qui je souhaitais partager la nouvelle plus que toute autre. Et pour une fois, il ne s'agissait pas de Lili, mais de Dennis.

Il s'était toujours montré positif en ma présence et n'avait jamais douté, même au bout de trois semaines sans résultat, alors que les médecins eux-mêmes commençaient à perdre espoir. Dennis avait poursuivi ses efforts, persuadé que quelque chose finirait par arriver.

Et il avait eu raison.

Comme on pouvait s'y attendre, il a été aux anges en apprenant ce que j'avais réussi à faire. Sa réaction suivante a été tout aussi prévisible. Ceci n'était que le point de départ de ma rééducation, pas la fin. En fait, au lieu de me laisser savourer mon succès, il a intensifié mon programme.

Tandis que je resterais au lit pour mes prochaines séances avec Kahlin et Christine, à partir de maintenant celles avec Dennis auraient lieu dans une salle de rééducation. Ce qui m'y attendait serait difficile, je le savais. Le simple fait de s'y rendre a déjà été un enfer.

Une structure ressemblant à une sorte de grue sur roues a été poussée dans ma chambre. En bas, deux fourches dépassaient, rappelant celles d'un chariot élévateur. Au bout du bras de la grue pendait un baudrier en caoutchouc. Cet engin faisait penser au genre de machine qu'un mécanicien utiliserait pour hisser un moteur hors d'une voiture.

Et j'avais du mal à l'imaginer en train de me soulever – pas confortablement, en tout cas.

« C'est notre lève-patients », m'a fièrement annoncé Dennis.

Puis, m'expliquant le processus étape par étape avec son exubérance coutumière, il m'a fait rouler sur le côté et a glissé la moitié du baudrier sous le derrière. Ensuite, il m'a retourné de l'autre côté pour finir le boulot. Puis il a attaché les câbles de la grue au baudrier et, après une brève mise en garde, il a appuyé sur un bouton.

C'était un processus lent, mais pas moins pénible pour autant. Une minute j'étais allongé presque à plat ; la suivante, je me suis retrouvé suspendu au-dessus de mon lit, telle une piñata se balançant au bout d'une branche d'arbre – et tout aussi vulnérable.

Plus que l'inconfort – somme toute supportable –, c'est l'humiliation qui m'a fait bouillir de colère. Ce n'était pas comme si on m'hélitreuillait pour me mettre en sécurité. On me soulevait hors de mon lit. Pire, Dennis n'allait pas juste me transférer sur un brancard, mais m'obliger à traverser ainsi tout le bâtiment jusqu'à la salle de rééducation. J'ignore combien de temps ça a pris, mais chaque seconde passée dans les couloirs, saucissonné comme un méchant dans la toile de Spiderman, m'a juste donné envie de pleurer. Je ne m'étais jamais senti aussi rabaissé, même quand Arthur venait tous les jours m'essuyer le derrière. En dépit de tout le boulot formidable qu'il avait déjà accompli avec moi – et me promettait de faire à l'avenir – j'ai haï Dennis ce jour-là.

Quand nous sommes enfin arrivés à destination, je n'étais pas d'humeur à faire quoi que ce soit. Dennis, bien sûr, avait d'autres projets.

J'ai été accueilli par la vision d'une plateforme matelassée, à environ soixante centimètres du sol. Elle pouvait servir de lit ou être inclinée comme un fauteuil. Après avoir manœuvré le lève-patients à proximité, Dennis m'a fait descendre. La grue supportait toujours mon poids et, en manipulant mes jambes, il est parvenu à me mettre en position assise.

Après plus d'un mois sur le dos, ça m'a fait du bien de me tenir à nouveau droit. Mais seulement pendant quelques minutes. J'ai d'abord pensé que ma sonde s'enfonçait dans mon ventre, mais ensuite j'ai compris que la douleur venait de mes abdominaux. Ils n'avaient pas servi depuis si longtemps qu'ils avaient oublié quoi faire. Je me suis senti tout chose. Mais petit à petit, Dennis a relâché la prise du baudrier et bientôt je me suis retrouvé assis sans assistance. Bien sûr, un dossier rembourré soutenait ma colonne vertébrale, mais je ne basculais pas.

Ça m'a presque fait oublier l'humiliation du trajet façon piñata.

Presque...

Nous avons répété le même exercice au cours des jours suivants. Puis, un après-midi, Dennis est venu me chercher comme d'habitude, mais au lieu de m'emmener en salle de rééducation, il m'a installé dans un fauteuil roulant, sûr que je ne risquais pas de tomber. Ce qui pouvait n'apparaître que comme un petit pas m'a ouvert tout un monde. Le monde à l'extérieur de ma chambre.

« Alors, Rich, où aimeriez-vous aller ? »

J'ai regretté de n'exercer aucun contrôle sur ma bouche. Pas seulement pour dire « merci » à mon thérapeute merveilleusement patient et obstiné, mais aussi pour sourire. Mon expression n'avait pas changé depuis si longtemps que j'avais oublié ce que ça faisait. Je n'en étais toujours pas capable, mais alors que j'embrassais du regard les couloirs de Care Meridian, j'ai fait quelque chose d'autre que je n'avais pas fait depuis longtemps.

J'ai pleuré.

Le contact d'une larme chaude sur ma joue m'a donné une nouvelle raison de sourire. Ma masculinité en avait vu de toutes les couleurs récemment, alors une petite manifestation d'émotion ne me faisait pas peur. J'étais simplement ravi de ce que ça signifiait. Encore quelque chose qui fonctionnait à nouveau !

Le fauteuil roulant m'a fait l'impression d'une limousine extralongue ; j'étais si heureux d'être enfin assis. Toutes les personnes que nous avons croisées m'ont félicité pour ma bonne mine. J'avais toujours des tubes qui me sortaient de tous les orifices, mais j'ai compris ce qu'elles voulaient dire.

Nous avons fini par atteindre une porte en verre à double battant située à l'arrière du bâtiment. Au-delà, j'ai vu du gazon, des fleurs et des arbres. Ça faisait si longtemps. Quand Dennis a ouvert, mes narines ont été assaillies par les arômes des plantes et de la pelouse fraîchement tondue ; j'étais au paradis. Puis j'ai senti la caresse des rayons du soleil sur mon visage et mes bras. Je n'oublierai jamais ce moment. J'ai eu l'impression de percevoir les sons, les sensations et les couleurs pour la première fois.

Même si la pluie avait transformé la pelouse en champ de boue, ou que les platebandes avaient été envahies par les mauvaises herbes, ça n'aurait pas gâché mon plaisir. Le parc aurait pu servir de décharge à ciel ouvert pour le voisinage que ça ne m'aurait pas dérangé. Après avoir cru si longtemps que ma seule fenêtre sur le monde resterait un écran de télévision, j'étais juste heureux de me retrouver dehors. En plus de pouvoir respirer le doux parfum des fleurs et admirer le bleu du ciel qui s'étendait à l'infini, le fait d'être dans le jardin m'offrait autre chose. J'y puisais le courage de rêver, la force d'imaginer qu'il y avait une vie possible pour moi hors de ces murs. Ce n'était qu'une question de volonté.

Et maintenant, je voulais cette vie – plus que tout.

Mais ensuite, les choses ont commencé à se gâter. Le ciel s'est assombri. Le vert de l'herbe a viré au gris. Le rouge, le jaune et le mauve des fleurs ont disparu. J'ai entendu quelqu'un m'appeler à plusieurs reprises, de très, très, très loin.

Puis tout est devenu noir.

18

Bonjour, ma chérie

Je suis mort, je suppose.

Pourquoi ai-je résisté aussi longtemps ? Ce n'est pas si terrible, après tout. C'est même paisible, en fait. Plus de lumières vives, plus de bruits, plus de machines de torture. Ça me plaît. Je regrette juste de n'avoir pas eu le temps de dire au revoir. J'aurais voulu...

Mais qu'est-ce que j'entends ? Quelqu'un m'appelle ? Qui peut bien savoir que je suis ici ?

Je me suis réveillé dans mon lit. Après être resté si longtemps sur le dos, le fait de me retrouver la tête droite dans le fauteuil roulant avait provoqué un afflux de sang que je n'avais pas supporté. J'avais seulement perdu connaissance, mais Dennis avait dû avoir une sacrée frayeur. Il avait eu plus peur que moi, en tout cas.

Après cet incident, pour des raisons évidentes, Dennis a décidé de réduire son programme. Pendant la semaine qui a suivi, je suis resté au lit et nous avons repris nos séries de mouvements.

J'ai également continué à travailler avec Christine et Kahlin. En comparaison des progrès accomplis avec Dennis, j'avais l'impression de faire du surplace avec elles, mais elles m'ont affirmé que ce n'était qu'une question de temps.

J'aurais aimé partager leur assurance.

J'étais à nouveau cloué au lit, sauf quand Margarita m'emmenait prendre mon bain bouillonnant, mais au moins ça me permettait d'éviter l'horrible lève-patients. Je sais que la vanité aurait dû être le cadet de mes soucis, mais mon ego avait été mis à rude épreuve chaque fois que Dennis m'avait hissé dans ce baudrier. Je perdais le peu de virilité qui me restait dès qu'il me soulevait ainsi. Je brûlais donc d'avoir à nouveau l'occasion d'affirmer un semblant d'autorité.

Je n'ai pas eu à attendre longtemps. Ce n'était peut-être pas l'idéal pour une manifestation d'amour-propre, mais, sur le moment, je n'ai pas eu l'embarras du choix.

Ça a commencé par un gargouillement familier dans mon ventre, alors que mes intestins se préparaient à une évacuation. (Je n'ai pas trouvé de manière moins déplaisante pour vous décrire ça, désolé.)

Super. J'avais bien besoin de ça. Une humiliation de plus.

Mais cette fois, la sensation habituelle s'est accompagnée de quelque chose dont j'avais un lointain souvenir. En me concentrant vraiment, je suis parvenu à faire cesser le gargouillement.

Je crois que je contrôle à nouveau mes sphincters.

C'était probablement le résultat des exercices que Dennis m'avait fait faire avant mon évanouissement. Je poserais peut-être la question à quelqu'un plus tard. Pour l'instant, tout ce qui m'importait, c'était de contracter ces muscles dont j'exerçais à nouveau le contrôle, et je ne connaissais qu'une manière de faire ça. Une heure après, je n'avais toujours pas déféqué. Une autre heure est passée et… rien. Je me retenais aussi longtemps que possible, comme si ma vie en dépendait.

On ne peut pas en vouloir aux infirmières de n'avoir pas compris mon manège. Je suppose que chacune d'elles a cru que sa collègue s'était occupée de moi. À moins que mon activité intestinale ne fasse pas l'objet d'une surveillance particulière, juste d'un contrôle de routine permettant de me changer si nécessaire. Pour être honnête, je m'en moquais.

Je n'avais aucune idée de ce que je voulais prouver par cette « grève » d'un genre un peu particulier. Je pensais simplement qu'après toutes les humiliations des dernières semaines, un peu d'inconfort n'était pas cher payé pour un jour ou deux sans qu'on vienne m'essuyer le derrière.

Je me trompais lourdement.

Arthur a fini par se rendre compte que je n'avais pas déféqué depuis un certain temps. Il m'a demandé si je me retenais et, sachant que j'avais perdu la partie, j'ai cligné des yeux. Il s'est réjoui de me voir regagner le contrôle de nouveaux muscles, mais m'en a voulu d'avoir été aussi stupide. Et je n'ai pu que lui donner raison. À cause de mon entêtement, j'étais constipé. J'ai eu beau pousser, rien à faire.

La suite s'est révélée bien pire que de se faire essuyer le derrière ou transporter dans les couloirs dans un baudrier. En fait, rien n'aurait pu être plus dégradant – pour Arthur comme pour moi.

Pour tenter de sortir de cette impasse, il m'a roulé sur le côté et m'a donné un suppositoire. Quand je l'ai entendu soupirer, j'ai su que ça n'avait pas marché. Malheureusement, ça ne nous laissait qu'une seule solution : la désimpaction manuelle (moi, étendu sur le côté, tandis qu'Arthur glissait ses doigts entre mes fesses). Ça n'a pas été particulièrement douloureux, mais je n'ai jamais ressenti une telle honte. Ce pauvre homme raclait la merde hors de mon postérieur, tout ça parce que j'avais péché par amour-propre. J'ai juste été soulagé de ne pas voir son visage pendant qu'il travaillait.

Je suis sûr qu'Arthur ne s'est pas laissé démonter, mais en ce qui me concerne, cet épisode m'a marqué.

« Ne recommencez pas », m'a-t-il prévenu alors qu'il terminait.

Il n'a pas eu à me le dire deux fois.

Je n'ai jamais été du genre à jouer les machos. Je fais de la musculation parce que j'aime ça, pas pour avoir l'air d'un « mec ». Je roule en moto pour la même raison. Et je me suis engagé dans la police pour aider mon prochain, pas pour être le petit chef. Je ne suis pas chatouilleux quant à ma virilité.

Du moins, c'est ce que je pensais. Alors pourquoi je me sens aussi contrarié qu'on me balade un peu partout dans un baudrier, comme un poisson rouge dans son sachet ? Et ces gamineries avec mon transit intestinal ? C'est complètement ridicule. Pourquoi me retenir de cette façon ? Pour montrer que je suis toujours un homme qui contrôle son corps ?

Je n'en suis pas fier. Mais ce n'est pas la seule explication. J'avais une autre raison : je n'aime pas m'imposer. J'espérais soulager Arthur d'une partie de sa charge de travail. J'ai commis l'erreur de ne pas m'apercevoir qu'en fait, j'allais rendre sa journée bien plus pénible. Et ça me fait de la peine ; la preuve : je sens une larme couler sur ma joue. Je pleure aussi chaque fois que Lili, Melanie ou Shannon doivent partir à la fin de la journée.

Je me fiche bien qu'on me voie. Je ne m'en sens pas moins homme.

Les choses évoluaient. Ma jambe droite s'était mise à bouger, suivant en cela l'exemple de la gauche, huit jours plus tôt. Même mon orthophoniste commençait à obtenir des résultats. Devant notre absence de progrès, Kahlin avait réduit le nombre de ses interventions à une heure tous les deux jours, au lieu d'une séance quotidienne. Nullement perturbée par son échec, je pense que Kahlin craignait surtout que je perde espoir. Et elle avait raison de s'inquiéter. Jour après jour, semaine après semaine, retrouver la parole m'apparaissait davantage comme un rêve inaccessible. Mais tout a changé un après-midi, quand elle est arrivée et m'a demandé comment j'allais.

J'ai regardé en direction du tableau de communication ; quelques minutes plus tard, elle lisait ce qu'elle venait d'écrire dans l'espace vierge au milieu :

M.A.L.A.N.G.U.E.A.B.O.U.G.E.

Elle a eu un large sourire.

« C'est vrai ? a-t-elle demandé. D'accord, voyons ça. »

Avec la douceur d'unc cxperte, elle m'a ouvert la bouche pour regarder à l'intérieur.

« Vous voulez bien refaire un essai ? »

J'ai concentré toute mon énergie sur les muscles à la base de ma langue, en espérant quc la proximité avec le cerveau me rendrait la tâche plus facile qu'avec ma jambe. En fait, j'ai eu l'impression de soulever des haltères. C'était à ma portée, j'en étais persuadé, mais l'énergie requise était colossale.

Puis j'ai cru sentir un petit mouvement brusque. Le sourire qui s'est épanoui encore davantage sur les lèvres dc Kahlin m'a confirmé qu'elle l'avait remarqué, elle aussi.

Nous espérions tous deux qu'il ne s'agissait que d'un début. Mon tube trachéal posait un problème majeur. En effet, sans air, impossible de parler. Et tant que le petit ballon bloquerait ma trachée, rien ne changerait de ce côté-là. Sans oublier que ce même ballon m'empêchait de m'alimenter normalement, bien sûr. Mais Kahlin m'a assuré que je ne garderais pas ce tube éternellement. En attendant, je devais exercer ma langue. Comme les autres muscles de mon corps, elle avait grand besoin de se développer.

Jusqu'ici ça allait. Mais quand j'ai vu Kahlin tendre la main vers mon meuble de rangement pour y prendre un miroir de poche, j'ai paniqué.

« Il vous sera plus facile de contrôler votre langue si vous la voyez. »

Non !

Je n'avais pas changé d'avis sur ce point depuis mon séjour au Queen of the Valley : pas de miroir pointé dans ma direction. Quels que soient mes progrès, je ne tenais pas à me voir dans cet état. Mais comment le faire comprendre à Kahlin ?

J'ai tenté d'attirer son attention vers le tableau de communication le plus rapidement possible. Malheureusement, elle n'avait d'yeux que pour le miroir. Je n'ai pas eu le choix. Dès qu'elle a tenu le petit cercle argenté devant mon visage, j'ai fermé les yeux. Je n'avais pas d'autre solution. C'était ma seule arme.

« Rich ? s'est étonnée Kahlin au bout de quelques secondes. Quelque chose ne va pas ? »

J'ai ouvert les yeux, battu deux fois des paupières, avant de bien les refermer. J'étais prêt à rester comme ça indéfiniment, si nécessaire.

Heureusement, Kahlin a reçu le message cinq sur cinq.

« C'est le miroir ? »

Nouveau clignement rapide, avant de me réfugier dans le noir.

« Je comprends. Nous travaillerons différemment. »

Quand j'ai senti qu'elle posait doucement le miroir sur le lit, un peu comme un flic menacé par un voyou lâche son arme, j'ai enfin rouvert les yeux.

« C'était une idée idiote, de toute façon, a conclu Kahlin. Trouvons autre chose. »

Il s'est avéré, au fil du temps, qu'elle avait plus d'un tour dans son sac. Alors qu'elle avait longtemps été ma thérapeute la moins sollicitée, la voilà qui imaginait pour moi de nouveaux exercices *quotidiens*, conçus pour me préparer à parler et à avaler. Ces petits exercices, qui n'avaient l'air de rien, se sont révélés aussi éreintants que tout ce que m'avait fait faire Dennis. En fin de séance, j'étais d'ailleurs épuisé. Pour ne rien arranger, je n'en voyais toujours pas l'intérêt.

Certes, je pouvais bouger ma langue, mais ma mâchoire demeurait un véritable coffre-fort. En fait, j'étais persuadé que le bloc en caoutchouc qui l'avait maintenue ouverte au départ avait causé des dommages irréparables. Autant dire que je ne donnais pas cher de mes chances d'en reprendre le contrôle de sitôt.

Peu importe ce que j'apprends à faire avec ma langue. À moins de vouloir me reconvertir comme ventriloque, ça ne sert à rien.

En dépit de l'optimisme de Kahlin, une autre nuit peu réjouissante m'attendait, un grand moment de solitude en compagnie de mes idées les plus sombres. Aux premières lueurs de l'aube, je retournais toujours dans ma tête l'inévitable perspective d'un homme affaibli menant une existence sédentaire et silencieuse.

Aussi déprimantes que soient parfois ces pensées, je n'ai jamais douté que je quitterais un jour Care Meridian. Mes seules interrogations portaient sur ma qualité de vie une fois de retour dans le monde extérieur. Et le matin venu, j'oubliais mes ruminations pour me consacrer pleinement à ma rééducation. Des efforts qui ont fini par être récompensés : lors d'une de mes séances d'orthophonie, je me suis soudain aperçu que mon menton s'éloignait de mon nez. Ma bouche bougeait. Ma mâchoire fonctionnait bel et bien.

Naturellement, Kahlin m'a immédiatement proposé des exercices pour exploiter ce dernier développement. Puis elle est passée à la vitesse supérieure en me montrant ce qu'elle appelait une valve Passy-Muir. Avec le ballon qui continuait à bloquer ma trachée, je n'étais pas capable de faire circuler de l'air sur mes cordes vocales, ce qui rendait la production de sons pratiquement impossible. Mais la valve en question était conçue pour permettre aux patients trachéotomisés d'expirer par la bouche et, au bout du compte, de parler.

J'avais hâte d'essayer, mais bon sang, ça n'a pas été sans mal. Je ne souhaite à personne de devoir respirer par un tube, mais tenter d'obtenir un son grâce à cette nouvelle valve m'a semblé pratiquement impossible. J'ai déjà eu un mal fou à inspirer, à tel point que je me suis demandé si elle était ouverte.

« Le but est d'obliger votre diaphragme à se remettre sérieusement au boulot, m'a expliqué Kahlin. Ce sera progressif, mais notre objectif est de tenir soixante-douze heures. Quand vous serez capable d'utiliser ce système aussi longtemps, vous pourrez vous passer du tube. »

En l'écoutant, j'ai eu l'impression que les yeux me sortaient du crâne à force d'essayer.

J'aurai de la chance si je tiens soixante-douze secondes...

Chaque pas en avant semblait s'accompagner d'un pas en arrière, et pas uniquement avec Kahlin. Quand Dennis a décidé que le moment était venu de refaire une tentative avec le fauteuil roulant, nous avons découvert un nouveau problème. J'y suis resté cinq, dix, puis quinze minutes, mais j'avais perdu tellement de poids que mes fesses étaient décharnées au point de me rendre la position assise très inconfortable. Même avec un coussin sur le siège en cuir, je n'arrêtais pas de chercher à répartir mon poids différemment, ce que je ne pouvais bien sûr pas faire.

Avec mon derrière incapable de supporter la pression, Dennis a mis le paquet sur mes jambes, ce qui s'est traduit par mon introduction à un autre engin, bien plus impressionnant que la table pliante. De nouveau, j'ai eu droit au lève-patients pour aller de ma chambre à la salle de rééducation.

La « table de verticalisation » ressemblait à une attraction de fête foraine. Ça m'a également rappelé le cirque et ces numéros de lanceur de couteaux sur cible humaine – en général, une femme qui tourne sur une roue verticale. On m'a fait descendre jusqu'à ce que je sois à plat sur le dos et on m'a attaché à la table à l'aide des sangles de fixation, avec mes pieds maintenus par deux repose-pieds en plastique. Il y avait également des barres latérales pour les bras. Quand Dennis a estimé que tout était bien en place, il a appuyé sur un interrupteur et la table s'est inclinée vers le haut, petit à petit, jusqu'à la verticale.

Les sangles m'ont empêché de tomber en avant, mais mon corps pesait de tout son poids sur mes jambes. Même avec vingt kilos en moins, je n'avais pas connu de sensation aussi douloureuse depuis une éternité. J'ai eu l'impression que mes muscles s'étaient dissous. Mes os eux-mêmes semblaient avoir du mal à me maintenir dans la bonne direction. Je pense que ça a duré cinq minutes, et encore… Quand la table s'est enfin inclinée en arrière, j'ai cru pleurer de soulagement.

Mais il en fallait plus pour décourager Dennis. Cinq minutes, c'était toujours ça de pris. Un mois – même une semaine – plus tôt, mes jambes se seraient dérobées. Maintenant, j'étais juste extrêmement faible. Nous sommes retournés chaque jour à cette machine pour me redonner des forces.

Il a imaginé un autre exercice pour moi. Sur le papier, ça m'a paru plus facile. J'ai rapidement compris que je me trompais.

Malheureusement pour mon maigre derrière, Dennis ne considérait pas seulement le fauteuil roulant comme un outil précieux pour me réhabituer à la position assise ; il entendait aussi l'utiliser pour me réapprendre à marcher. Comme j'avais repris le contrôle de mes deux jambes, Dennis a introduit un nouvel appareil d'exercice qui se résumait en gros aux pédales et aux pignons d'un vélo montés sur une boîte. Avec le frein du fauteuil roulant enclenché, je pouvais m'asseoir et poser les pieds sur les pédales. D'abord, avec l'aide de Dennis, je n'ai réussi qu'à effectuer quelques molles rotations. À la fin de la semaine, j'étais capable d'en faire cinq minutes sans assistance. Dennis m'avait fixé pour objectif deux heures par jour dans le fauteuil avec autant de pédalage que possible. Je pense avoir atteint un maximum de quarante-cinq minutes. Mais on m'aurait dit ça quelques mois plus tôt, je n'y aurais pas cru. Pareil pour le fait de me lever. Je faisais incontestablement des progrès significatifs avec mes jambes.

Seuls mes bras semblaient rechigner à suivre la même voie.

Je commençais à perdre espoir ; j'ai donc été pour le moins stupéfait quand j'ai enfin senti remuer mes doigts. J'ai été moins surpris que ma main gauche se réveille la première. Le scénario de mes jambes se répétait. Au moment où j'avais retrouvé ma capacité de mouvement dans ma jambe gauche, le médecin m'avait expliqué que le cerveau droit contrôle la partie gauche du corps, et vice versa ; clairement, le caillot logé dans mon tronc cérébral avait davantage endommagé mon hémisphère gauche.

Même ainsi, je ne pensais pas que ma main droite mettrait si longtemps à se manifester – et de façon aussi bizarre. En dépit de son élévation destinée à faciliter la circulation sanguine, il m'a semblé qu'il s'y produisait une sorte d'accumulation. Comme si quelqu'un avait eu l'idée de gonfler un gant de vaisselle en caoutchouc – cinq doigts boudinés en forme de saucisses. Les médecins m'ont assuré que c'était normal et m'ont promis d'en surveiller l'évolution.

Mais en mon for intérieur, je pense qu'ils avaient du mal à y croire, et je ne parle pas seulement de ma main. Vu l'état dans lequel j'étais arrivé, mes progrès, aussi lents soient-ils, étaient tout bonnement sensationnels. Lors de mon admission à Care Meridian, mon dossier médical était tellement pessimiste qu'ils s'étaient juste fixé pour objectif de me maintenir en vie. Et pourtant, j'étais sur la voie de la guérison, faisant mentir tous les pronostics. J'étais non seulement leur premier patient souffrant du syndrome d'enfermement, mais d'après toutes les études de cas qu'ils avaient pu lire récemment, je me remettais à un rythme jamais observé.

Presque chaque jour, un nouveau développement inattendu requérait leur attention afin de trouver une explication.

Ils ont continué à surveiller ma main droite pendant encore deux semaines avant de constater un timide mouvement. Pas grand-chose. Mais j'ai réussi à remuer les doigts. En revanche, je pouvais former le signe « OK » avec l'index et le pouce de ma main gauche. Christine, mon ergothérapeute, n'aurait pas pu être plus fière. Je mourais d'impatience de faire la surprise à ma famille.

Même si Lili ne venait plus me voir tous les jours, elle tenait à être présente pour fêter chaque nouvelle avancée physique. Avec l'efficacité et le professionnalisme dont elle avait fait preuve depuis mon admission au Queen of the Valley, elle prenait des dispositions pour mon avenir, envisageant toutes les éventualités. J'avais eu besoin qu'elle soit forte et, dans une certaine mesure, cela impliquait un certain détachement. Mais lors d'une de ses visites, elle a abordé un sujet que je n'étais pas pressé d'affronter.

« Comme tu le sais, pour le moment, j'ai tout pouvoir pour agir en ton nom. »

J'ai cligné des yeux, tout en me demandant où elle voulait en venir.

« Et si jamais il m'arrive quelque chose ? » a-t-elle poursuivi.

Comment ça ? Tu as huit ans de moins que moi et tu es en meilleure forme que je l'ai jamais été.

Comme je l'ai dit, pour chaque pas en avant, quelque chose semblait vouloir me tirer en arrière. J'ai été stupéfait qu'elle mette ça sur la table. L'idée d'une vie sans Lili m'était inconcevable. Sans elle, je ne serais jamais arrivé aussi loin.

« J'ai un long trajet en voiture pour venir te voir… »

Je le sais bien !

« … et on n'est jamais à l'abri d'un accident. Alors, je pense qu'il serait sage de donner une procuration à l'une de tes filles, au cas où. »

Elle était bien décidée à régler ce problème immédiatement. À l'aide du tableau de communication, nous sommes donc tombés d'accord sur Shannon. Plus tard dans l'après-midi, Lili lui a fait part de notre idée et quelques jours après, elle est revenue avec un notaire et un tas de papiers à signer, pour la plupart, par Shannon et Lili. Évidemment, nous avons rencontré un obstacle de taille quand il a fallu que j'appose ma signature.

« Vous devrez vous contenter d'un "X", a expliqué Lili au notaire.

— Vous ne pouvez vraiment pas faire mieux ? » m'a-t-il demandé.

Lili lui a montré ma main toujours enflée.

« C'est déjà un miracle. »

Quelqu'un s'est débrouillé pour glisser un stylo entre mes doigts boudinés. Avec précaution, j'ai concentré toute mon attention sur ma main et j'ai tracé une ligne vers le bas en travers de la page. Puis j'ai levé la main pour la déplacer de l'autre côté, avant de remonter. Le résultat n'était pas parfait, mais c'était indubitablement un « X ». Heureusement, le notaire s'en est contenté, probablement en partie parce qu'il faisait lui-même office de témoin.

« Félicitations, M. Marsh. Tout est en ordre. »

Tout s'était bien passé, mais après le départ de l'homme de loi, j'ai fui le regard de Lili. Comment osait-elle seulement envisager sa propre mort ? C'était moi, le condamné, ici. Ou plutôt, je l'avais été. Je commençais enfin à entrevoir une lueur d'espoir. Mais même ainsi, j'ai décidé que si la perspective d'un avenir sans moi lui avait traversé l'esprit, je devais agir. Et le mieux que je puisse faire, c'était encore de continuer à progresser sur la voie de la guérison, autant que mon corps me le permettait en tout cas. Si Dennis pensait que je serais capable un jour de me déplacer avec un déambulateur, alors je devais le croire aussi.

Parce que mon avenir n'était pas le seul à en dépendre.

J'apprécie vraiment les week-ends ici, parce que je suis sûr d'avoir la visite de Lili. Si elle arrive assez tôt, les infirmières la laissent me raser. C'est un joli petit moment d'intimité que nous partageons. Une façon de me rappeler que je suis toujours la moitié d'un couple.

Malheureusement, les week-ends avaient aussi un inconvénient. Comme Dennis ne travaillait que du lundi au vendredi, je restais pratiquement confiné dans ma chambre pendant quarante-huit heures – nos balades dans les couloirs me manquaient.

Puis, un samedi, Arthur a proposé à Lili de me faire prendre l'air. Dans le fauteuil roulant.

Contenant difficilement son excitation, Lili lui a demandé ce qu'elle devait faire. Arthur lui a répondu qu'il se chargeait du transfert jusqu'au fauteuil, mais qu'ensuite, ce serait à elle de pousser. Visiblement, elle mourait d'impatience.

Bien sûr, l'idée de quelques moments seuls tous les deux hors de ma chambre me souriait, mais une partie de moi regrettait qu'elle doive me pousser un peu partout. Même sur roues et avec vingt kilos en moins, je restais lourd. Dennis était costaud, mais me déplacer sur autre chose qu'un brancard à roulettes exigeait un effort de sa part. Ma femme n'aurait pas dû avoir à faire ça.

Et pourtant, une fois passée la gêne d'être hissé hors de mon lit et déposé dans le fauteuil, je dois reconnaître que le changement de paysage était agréable. Quand nous sommes sortis sur le patio, j'étais proche du bonheur. L'air frais et le soleil de septembre sur mon visage étaient vraiment les bienvenus. Seul inconvénient, Lili se tenait derrière moi et je n'avais donc aucun moyen de communiquer avec elle. Dès que nous nous sommes arrêtés, elle a pris une chaise pour s'asseoir à côté de moi. L'espace d'une seconde, j'ai oublié où j'étais, et la raison de ma présence. Nous étions enfin seuls, ma femme et moi, au grand air. C'était presque romantique.

Ces brefs moments d'intimité m'ont donné un nouvel élan pour travailler encore plus dur à ma guérison.

Une fois de retour dans ma chambre après le départ de Lili, je me suis posé la question de l'utilité de mon tube trachéal. Maintenant que ma langue bougeait et que mon diaphragme fonctionnait à nouveau, j'en étais venu à le considérer comme un frein. Bien que je n'aie pas dépassé trente-six heures avec la valve Passy-Muir – la moitié de l'objectif fixé –, j'étais sûr de pouvoir respirer normalement.

Comme je l'ai expliqué à Melanie par l'intermédiaire du tableau de communication, si les médecins donnaient leur feu vert pour que je respire à nouveau par la bouche, je serais en mesure de pousser davantage mon corps pendant les séances de rééducation et nous observerions plus rapidement des progrès dans tous les domaines. Elle est allée leur soumettre mon idée. À son retour, elle m'a annoncé qu'ils allaient y réfléchir.

J'ai dû attendre le lendemain matin pour connaître le fond de leur pensée. L'un d'eux s'est présenté à mon chevet et m'a dit :

« Je crois en savoir un peu plus que vous sur le sujet. »

Clairement, il n'avait été impressionné ni par ma logique ni par mes progrès avec la valve.

« Pour l'instant, on ne change rien », a-t-il ajouté.

Plus que sa décision, c'est son ton qui m'a irrité. Par conséquent, je mourais d'envie de lui donner tort. Mais comment faire ?

Quelques jours plus tard, j'ai cru que j'avais réussi quand Arthur m'a annoncé :

« C'est votre jour de chance. On m'a demandé de vous débrancher. »

Super ! Le toubib est revenu sur sa décision. Je savais que je n'ai pas besoin de ce tube.

Mais Arthur n'a pas tendu la main dans la direction que j'espérais.

J'avais l'habitude qu'on me change mon cathéter. J'en étais à mon troisième en six semaines. Les deux premiers s'étaient mis à me faire mal suite à une infection, mais rien de comparable – en termes de douleur – à ce qu'on ressent quand on vous retire la sonde urinaire du pénis d'un coup sec. Comme je savais à quoi m'attendre, je me suis préparé mentalement, mais j'ai tout de même souffert le martyre. La seule différence, cette fois, étant qu'on n'allait pas me le remplacer.

Comment j'étais censé m'y prendre, maintenant ?

Comme pour tout, plus longtemps on se sert d'une béquille, plus il devient difficile de s'en passer. Je ne parviendrais à rééduquer mes muscles urinaires que d'une seule manière : en les utilisant. Ou en essayant du moins. Quand ma jambe avait bougé, je ne m'étais pas soudain remis à marcher. De la même manière, je sentais mon urine s'écouler, mais j'étais loin d'en contrôler le flot.

Personne n'a donc été surpris quand j'ai souillé mon pantalon plus tard ce jour-là. Cela faisait déjà quelque temps que Care Meridian m'avait permis de porter un short et un t-shirt. Même avec une couche en dessous, je me sentais bien plus à l'aise dans mes propres vêtements qu'avec une blouse d'hôpital, surtout depuis que Dennis s'était mis à me pousser un peu partout dans l'établissement. Néanmoins, ce que l'on porte n'a que peu d'importance si on ne contrôle pas sa vessie – et que sa couche n'a pas été bien attachée.

D'abord, j'ai juste dû laisser la nature suivre son cours et faire pipi dans ma couche. Mais au bout de quelques jours, j'ai retrouvé un peu plus de sensations qui m'ont permis de savoir à l'avance quand j'avais besoin de vider ma vessie. Avec de la chance, je parvenais à appuyer sur le bouton d'appel de l'infirmière. Malheureusement, le temps qu'elle passe en revue la liste des questions et comprenne ce que je voulais, il était généralement trop tard.

Il nous a fallu environ une semaine avant de constater de réels progrès. Quand je sentais l'envie me prendre, on me retournait sur le côté et je pouvais bouger la main gauche juste assez pour approcher un petit urinal de mon pénis. Au début, toutes mes tentatives n'ont pas été couronnées de succès, mais ça valait assurément la peine de persévérer. Si j'appuyais sur le bouton d'appel avant de commencer, Arthur, Brenda ou Margarita accourait, voyait immédiatement ce que je tentais de faire et pouvait ainsi m'aider plus rapidement.

À ce stade, ma main droite, toujours gonflée, ne m'était pratiquement d'aucune utilité ; en revanche, la gauche allait mieux de jour en jour. En plus des nombreuses capacités motrices fines requises pour faire quelque chose d'aussi simple que déplacer un urinal de quelques centimètres, mon bras reprenait des forces. Une nouvelle fois, j'étais seul quand j'ai réalisé ma plus importante percée, mais je me suis empressé de montrer à ma famille dès le lendemain que j'étais capable de toucher mon nez. Pas encore le pincer, ni même me fourrer le doigt dedans. Mais pour la première fois depuis des mois, il était à ma portée.

J'ai eu l'impression d'avoir remporté une médaille olympique.

À cause de son travail, Lili n'a pas pu assister à beaucoup de mes exploits au moment où ils se sont produits. D'une certaine façon, ça m'a permis de « répéter » tranquillement, avant de la surprendre en lui faisant le signe pour « OK » ou en me touchant le nez avec désinvolture. Mais je pense qu'elle aurait préféré partager la joie de ces « premières fois ». Elle n'a pas assisté à la percée majeure suivante, mais Melanie était là. Pourtant, cette fois, je n'ai pas eu le sentiment de vivre quelque chose de décisif. En fait, j'ai d'abord pensé que j'allais y rester.

J'étais assis dans mon lit, dans ma position habituelle, à un angle de trente-cinq degrés. Sans savoir pourquoi, je me suis soudain mis à tousser. Tousser, tousser, tousser. Melanie s'est levée d'un bond pour tenter de me calmer, mais quelque chose dont je ne parvenais pas à me débarrasser me chatouillait dans la gorge. Et pas question de boire un verre d'eau. Plus je toussais, plus mon corps tout entier se contractait sous l'effort.

À ce moment-là, j'ai senti mon tube trachéal sortir à moitié de ma gorge.

Dès qu'elle l'a vu, Melanie s'est précipitée vers le bouton d'appel. Le médecin est arrivé en quelques minutes, mais au lieu de se ruer à mon chevet pour remettre le tube en place, il est resté en retrait et a évalué la situation. Pendant ce temps, je continuais à tousser.

« C'est vous qui avez fait ça ? Vous l'avez fait exprès ? » m'a-t-il demandé, visiblement pas affolé.

J'ai secoué la tête. J'ai aussi cligné deux fois des yeux, juste pour m'assurer d'être bien compris.

« Ma foi, a-t-il poursuivi, se penchant pour écouter ma poitrine, vous semblez vous en passer très bien pour respirer. »

Enfin, il a tendu la main vers le tube, mais au lieu de le pousser de nouveau à l'intérieur, il a tiré dessus pour le sortir complètement.

« Merci », ai-je dit.

J'ai à peine reconnu ma voix qui m'a fait davantage penser à celle d'un petit enfant chétif. Et il m'avait fallu toute mon énergie pour dire ce seul mot. Mais je n'oublierai jamais la stupéfaction sur le visage du médecin et, surtout, la façon dont les yeux de Melanie se sont remplis de larmes.

Je parle !

Toutefois, je savais que leurs réactions ne seraient rien comparées à celle de la personne qui comptait le plus pour moi. La nuit serait longue avant que je puisse lui annoncer la bonne nouvelle, mais l'attente en valait la peine.

J'ai fait jurer à Melanie de garder le secret et je me suis entraîné jusqu'au matin. J'avais l'intention de faire comme si de rien n'était, mais je n'ai pas pu me retenir. À la seconde où Lili a franchi le seuil de la chambre, je n'ai même pas attendu qu'elle me regarde. Ce n'était plus nécessaire.

« Bonjour, ma chérie », ai-je dit.

Le reste est un brouillard de larmes.

19

Allons nous promener

Je parle.

Réapprendre à parler a été l'une des expériences les plus gratifiantes de mon existence. Ces trois mois et demi à ne communiquer qu'avec mes paupières et à l'aide d'un tableau avaient laissé des traces. Aurais-je troqué la parole pour la mobilité ? À une époque, j'aurais répondu « oui », sans la moindre hésitation. J'étais un solitaire. Un homme de peu de mots, même dans mes bons jours. Mais ne pas pouvoir dire à mes proches ce que je ressentais pour eux, pendant près du tiers d'une année, avait été une véritable torture.

Je me suis attelé avec enthousiasme aux nouveaux exercices proposés par Kahlin, mais le retrait du tube trachéal présentait un inconvénient. Depuis qu'on m'avait refermé le trou, plus question d'utiliser la pompe aspirante. Autrement dit, je devais apprendre à avaler. Ce qui n'était pas aussi simple qu'on aurait pu le croire. Alors que mon corps s'efforçait de trouver son équilibre naturel, mes glandes salivaires semblaient produire du liquide à profusion – apparemment, un effet secondaire fréquent chez les patients ayant subi une trachéotomie.

Et ma gorge était tellement rouillée que j'ai vraiment eu du mal.

On m'a prévenu que si je ne parvenais pas à m'éclaircir la gorge, des mucosités pouvaient se former dans mes poumons et que je risquais même une pneumonie. Ce qui, chez quelqu'un d'aussi affaibli que moi, pouvait se révéler fatal.

Problème, je n'arrivais pas à suivre le rythme. Kahlin m'a remis une boîte de mouchoirs en papier pour m'essuyer quand ça débordait, mais les sécrétions n'ont donné aucun signe de ralentissement. En deux jours, j'ai rempli le sac poubelle accroché à la barrière du lit, et en une semaine j'avais épuisé trois boîtes de mouchoirs. La nuit, le torrent se calmait un peu, j'étais donc moins en danger. Dans la journée, en revanche, les vannes s'ouvraient à tel point que je me demandais si elles se fermeraient à nouveau.

Peu importe mes progrès, personne ne peut avaler une telle quantité de liquide.

Le point positif, c'était que je pouvais à présent atteindre assez facilement ma bouche. J'utilisais toujours ma main gauche, et ma précision laissait encore un peu à désirer, mais pour m'essuyer, puis plier et jeter le mouchoir trempé, ça suffisait. Tout ce qui exigeait davantage de dextérité restait hors de ma portée, y compris pour manipuler la télécommande de la télévision. Quand Arthur a placé pour la première fois le petit boîtier à côté de ma main gauche, j'ai réussi à poser un doigt sur les touches, mais appuyer dessus pour zapper ou modifier le volume s'est révélé plus compliqué. Incapable de saisir la télécommande, je devais me contenter de petits coups sur les touches, et je finissais toujours par retourner le boîtier. Je n'avais pas trop de mal à le remettre du bon côté, mais mon problème restait entier. Je n'avais pas la force de le tenir et d'enfoncer n'importe laquelle des touches en même temps, ce qui aurait exigé que j'applique une pression dans deux directions à la fois. Comme tant d'autres choses, la télévision semblait toujours échapper à mon contrôle.

Pendant la nuit, j'ai réfléchi au problème. Au matin, je pensai avoir trouvé une solution, avec un peu d'aide.

Quand Arthur est arrivé, j'ai réussi à lui faire comprendre, faiblement, que je souhaitais m'entretenir avec l'homme à tout faire de l'établissement, s'il n'était pas trop occupé.

« Pas banal comme demande, mais je vais voir ce que je peux faire. »

Sous les yeux curieux d'Arthur, j'ai expliqué au factotum – en me servant de mots, de sons, de gestes de la main et du tableau de communication – que j'avais besoin d'un morceau de bois d'une trentaine de centimètres de longueur, sur environ sept de largeur et deux d'épaisseur, auquel il faudrait attacher la télécommande avec du Velcro.

« Ça ne devrait pas poser de problème », a-t-il répondu.

Nouvelle preuve que la notion de service client était prise très au sérieux chez Care Meridian, il est revenu moins d'une demi-heure plus tard et a posé ce que je lui avais demandé sur le lit, à côté de moi. Puis il a rejoint Melanie et Arthur pour voir ce que je comptais en faire. Avec la planchette faisant office de lest, la télécommande ne risquait plus de se retourner, quels que soient ma maladresse et mon manque de dextérité ; je pouvais enfin changer de chaîne.

Ce succès, certes mineur, représentait beaucoup pour moi, parce qu'il me donnait le contrôle total de la télévision. C'était la première fois depuis trois mois et demi que je pouvais prétendre au contrôle total sur quoi que ce soit. Plus besoin d'appeler une infirmière au milieu de la nuit ou de supporter un programme qui me déplaisait. Il me suffisait d'appuyer sur une touche pour tout changer. C'était un premier aperçu – timide – d'un avenir dans lequel je ne serais pas dépendant des autres pour tout. Je réaffirmais mon indépendance.

En plus d'avoir la possibilité de zapper, le fait d'avoir résolu moi-même mon problème me procurait une immense satisfaction. En fait, je me suis senti renaître. Mieux, pour la première fois depuis mon admission à Care Meridian, j'ai eu l'impression qu'il me poussait des ailes. Maintenant, je devais profiter de cet état d'esprit pour progresser encore davantage. Après tout, j'avais voulu me débarrasser du tube trachéal pour pouvoir travailler plus dur à ma rééducation.

C'est donc fort de cette toute nouvelle détermination que j'ai abordé ma séance avec Dennis, quelques heures plus tard. Pour la première fois, je n'ai pas gémi quand il m'a mis sur le pédalier. J'ai juste poussé sans discuter, pendant quarante-cinq minutes. Dennis a souri.

À partir de ce moment-là, j'ai pédalé tous les jours, et j'ai aussi passé plus de temps sanglé à la table de verticalisation. Dennis m'a également donné des exercices pour les bras, à faire quand j'étais debout, pour développer les muscles de la partie supérieure de mon corps. Chaque fois, j'ai tenté de repousser les limites de mon endurance. La motivation de rentrer chez moi et peut-être de manipuler la télécommande de *ma* télévision se révélait une carotte de plus en plus irrésistible. L'effort ne me faisait pas peur. Dans ma vie d'avant, j'avais fréquenté régulièrement la salle de sport. Je n'avais qu'à aborder ces exercices de rééducation comme un programme d'entraînement comme un autre.

J'ai vu la fierté sur le visage de Dennis le jour où j'ai tenu quarante minutes sur la table de verticalisation. Le lendemain, rebelote, mais je me suis senti déçu. Je voulais plus.

« Et si on tentait quarante-cinq minutes cette fois, Dennis ? » ai-je dit, ma voix peinant à couvrir le bourdonnement du climatiseur.

Dennis allait parler, mais il s'est ravisé. Un plan se formait dans son esprit, j'en aurais mis ma main à couper.

« J'ai une meilleure idée, a-t-il répondu, alors que son sourire s'élargissait. Donnez-moi une minute. »

Intrigué, je l'ai suivi du regard jusqu'au fond de la pièce ; il est revenu avec une structure haute et blanche qui ressemblait à une cage sur quatre pieds ; les deux à l'avant se terminaient par des roulettes, tandis que les deux à l'arrière avaient d'épais patins en caoutchouc. J'ai reconnu un déambulateur, le genre d'appareil réservé aux personnes âgées et aux infirmes pour les aider à marcher en supportant leur poids.

Mais à quoi ça va me servir ?

Je suppose que c'est une forme de déni. Comme quand un prof sait mieux que son élève de quoi il est capable. Un refus de voir ce qui crève les yeux. Clairement, Dennis a senti que j'avais repris assez de forces sur le pédalier et la table de verticalisation pour passer à la phase suivante. À mon rythme, aussi lent soit-il, voilà ce qu'il attendait de moi à présent. Pour la première fois, le pari qu'il avait fait des semaines auparavant, en refusant la proposition d'un fauteuil roulant électrique, allait être mis à l'épreuve de la réalité.

Contrairement aux déambulateurs classiques, le cadre de ce modèle montait jusqu'aux coudes, offrant ainsi un soutien complet. Je n'aurais certainement pas pu utiliser un appareil plus bas, avec les poignets au niveau de la taille, mais même avec celui-ci, l'idée de Dennis m'a paru follement optimiste.

Il n'était pas de cet avis.

« Aujourd'hui, Rich, vous allez marcher.

— Oh, je ne suis pas sûr d'être prêt », ai-je répondu d'une voix sifflante.

Il m'a regardé droit dans les yeux.

« Vous l'êtes, Rich. Il vous suffit d'y croire. »

Certaines personnes sont convaincues des bénéfices d'une attitude constructive. Je n'ai pas d'opinion bien arrêtée sur la question, mais je sais avec certitude que l'enthousiasme de Dennis et de ses collègues était contagieux. Sans leur soutien indéfectible, je serais toujours à Care Meridian aujourd'hui.

Il a approché le déambulateur aussi près de la table de verticalisation que possible, puis, me soulevant dans ses bras, il m'a transféré en douceur. La hauteur du cadre me permettait de poser mes bras sans avoir à serrer trop fort. Mais l'essentiel de mon poids était tout de même supporté par mes jambes. C'était comme la table de verticalisation, mais sans les sangles pour me retenir. Si mes jambes se dérobaient, je ne pourrais compter que sur mes bras pour ne pas tomber.

« Je suis là, a dit Dennis, lisant dans mes pensées comme de coutume. Vous n'aurez pas besoin de moi, mais je suis là, au cas où. »

Le déambulateur était orienté vers la porte, à environ trois mètres de moi. Quatre mois plus tôt, j'aurais parcouru cette distance en deux ou trois enjambées. J'ai soudain cherché le lève-patients du regard. Finalement, se déplacer suspendu dans un baudrier n'était peut-être pas si mal.

Non, il faut que je le fasse. Ou au moins que j'essaye...

Voilà un mois que je me levais. Bien sûr, j'avais été sanglé à une table. Oui, ces sangles avaient supporté une partie de mon poids en permanence. Et j'étais resté complètement immobile. Mais alors que je baissais les yeux vers mes pieds sur le sol en PVC gris, je me suis dit qu'avec tout ce que j'avais déjà accompli, je me sentais capable de m'appuyer sur le déambulateur et de rester là pendant près d'une heure.

Mais c'était mal connaître Dennis.

« Bien », m'a-t-il dit, d'une voix plus posée, plus sérieuse aussi, que celle avec laquelle il me parlait d'habitude. « Maintenant, allons nous promener. »

Il dit « nous », mais tout dépend de moi...

J'ai pensé aux signaux que je devais envoyer à mes jambes depuis mon cerveau pour que mes muscles se contractent. Puis je me suis représenté ma jambe gauche se levant et se balançant vers l'avant, tandis que je faisais porter mon poids sur le côté droit de mon corps, sur mes bras et mon autre jambe. Dans mon esprit, je l'ai vue entrer en contact avec le sol et se préparer à supporter mon poids.

Maintenant, je n'ai plus qu'à le faire...

Rien ne s'est produit.

« Concentrez-vous sur votre pied, Rich, m'a dit Dennis. Levez votre pied, rien d'autre. Levez-le et laissez-le tomber en avant. »

Ses mots résonnaient toujours dans mes oreilles quand j'ai senti mon côté droit devenir lourd. Ça ne pouvait signifier qu'une chose : ma jambe gauche avait dû quitter le sol. Mi-souriant, mi-grimaçant, j'ai assisté, comme Dennis, au spectacle de ma jambe gauche qui se balançait vers l'avant du déambulateur. Mon corps a titubé dans la même direction et j'ai marqué une pause, alors que la cage de métal supportait mon poids. Mais mes jambes n'ont pas cédé. Tout se passait bien. J'allais bien.

Maintenant, le plus délicat...

Ma jambe droite s'était réveillée avec un tel retard sur la gauche que je n'ai pas été surpris quand elle n'a naturellement, instinctivement, pas voulu bouger la première. Mais elle était prête à présent. Au prix d'un effort colossal, je l'ai guidée vers sa partenaire.

Elle est retombée telle une météorite s'écrasant dans le désert, mais je suis resté debout. Maintenant, il ne me restait plus qu'à utiliser les muscles récemment fortifiés de mon tronc pour faire avancer les roues du déambulateur. J'ai eu mal partout, de l'aine à la poitrine, mais j'ai tenu bon. Toute la cage a roulé en avant, peut-être d'une vingtaine de centimètres, assez en tout cas pour m'arracher un sourire. Pour *nous* arracher un sourire.

La porte était à moins de trois mètres à présent.

« J'y suis arrivé, ai-je dit d'une voix rauque. Je marche.

— Oui, Rich, a approuvé Dennis avec fierté. Je vous le confirme. »

Il m'a fallu du temps pour m'habituer à contrôler mes propres membres et à manœuvrer le cadre. Mais rien de plus. Après avoir parcouru un mètre cinquante, j'avais déjà multiplié ma vitesse de départ par dix.

J'ai cru que mon arrivée à la porte marquerait la fin de ma séance quotidienne. Pourtant, quand j'ai tourné la tête, j'ai constaté avec surprise que Dennis se tenait toujours à côté de la table de verticalisation.

« Qu'est-ce que vous fabriquez là-bas ? m'a-t-il lancé avec désinvolture. Il nous reste une demi-heure. »

Enfoiré.

Mais son attitude me plaisait.

En tout, j'ai couvert six mètres, minimum, en une quinzaine de minutes. Je n'ai établi aucun nouveau record de vitesse, mais j'étais fou de joie. Même au moment où Dennis m'a aidé à me remettre au lit, j'arborais toujours un grand sourire idiot. Mon avenir ne resterait pas bloqué à un angle à trente-cinq degrés. Il s'annonçait vertical, mobile. Et aussi indépendant que je pourrais me le permettre.

Bien sûr, Lili n'a pas assisté à ce jalon important de ma guérison. Et ça n'a clairement pas eu l'impact escompté quand je lui ai raconté la scène plus tard, une fois de retour dans ma chambre. L'image de mon corps inerte, alité et vulnérable ne concordait pas avec cet homme qui prétendait marcher, même avec l'aide d'un déambulateur. Elle devrait le voir de ses propres yeux.

Quand l'occasion s'est enfin présentée, j'avais dépassé le stade de mes quelques pas hésitants en direction de la porte. En l'espace de deux semaines, Dennis m'avait fait pousser mon déambulateur dans les couloirs et jusqu'au salon où se trouvaient les fauteuils et les canapés destinés aux visiteurs. En m'y rendant pour la première fois, nous avons croisé en chemin plusieurs infirmières et médecins qui s'étaient occupés de moi au cours des derniers mois. Dans cet établissement à taille humaine, tout le monde se connaissait. Mais j'ai tout de même été surpris quand la première personne rencontrée s'est arrêtée pour me tapoter dans le dos. La suivante a fait pareil. À mon arrivée à l'accueil, les deux hôtesses se sont levées pour m'applaudir. J'ai eu l'impression d'être un héros. Un quarterback qui venait de remporter le Super Bowl. Partout autour de moi, des pom-pom girls m'encourageaient. C'était exactement ce dont j'avais besoin. Pas moyen de m'arrêter maintenant, même pour me reposer. Je ne pouvais pas décevoir mon public.

Chaque pas, chaque pied planté devant l'autre a eu son importance, mais quand je suis sorti du bâtiment pour la première fois pour une promenade dans le parc, pour moi, ç'a été l'équivalent des premiers pas de l'homme sur la Lune. Soutenu par le déambulateur, j'ai profité de cette vue que je devais à mon seul mérite. J'étais venu depuis ma chambre sans l'aide de personne. J'avais marché en prenant appui sur mon déambulateur et en le soulevant. J'étais arrivé là par mes propres moyens. Un petit pas pour l'humanité, un grand pas pour moi.

D'un point de vue physique, cette mobilité partiellement retrouvée constituait sans le moindre doute mon succès le plus marquant. Le déambulateur était un énorme machin très laid, mais il m'aidait à aller d'un point A à un point B. Même si je devais l'utiliser pour le restant de mes jours, j'étais prêt à m'y faire. Tout valait mieux que d'être allongé sur le dos et de dépendre de mes proches pour les actes les plus simples de la vie quotidienne.

Bien sûr, ce régime plus actif n'était pas sans conséquence. En d'autres termes : toute cette marche me donnait faim. Maintenant que je contrôlais un peu mieux ma déglutition, Kahlin a décidé qu'il était temps de revenir à des aliments « solides ». En fait, j'ai eu droit à du yaourt et de la purée de bananes, rien qui nécessite l'usage de mes dents. Comme je n'étais pas encore capable de tenir des objets aussi petits que des couverts, Kahlin m'a donné la becquée, à la cuiller. C'était tellement bon. Si moelleux. Je n'en ai pas cru mes papilles. Depuis près de quatre mois, plus rien n'avait franchi mes lèvres ; j'avais une folle envie de liquide, une soif que j'étanchais enfin. Malheureusement, aussi petites que soient les cuillerées, je n'ai pu en avaler que quatre avant d'éprouver les premières difficultés. Je n'étais visiblement pas encore prêt à me passer de la sonde pour m'alimenter.

Mais Kahlin a paru satisfaite.

« Bientôt, je vous ferai manger de nouveau normalement », m'a-t-elle promis.

Une promesse qu'elle n'aurait toutefois pas l'occasion de tenir : le 18 septembre 2009, après plus de trois mois de séjour, j'ai franchi la porte de Care Meridian pour la dernière fois – sur mes deux jambes.

Napa, me voilà...

20

Je tuerais pour un cheeseburger

J'ai détesté faire ce trajet la dernière fois. C'est fou comme on voit les choses différemment quand on n'est pas allongé à l'arrière d'une ambulance.

Je suis assis à côté de Lili dans la Mustang. Elle conduit avec la prudence et la nervosité d'une jeune maman qui ramène son bébé à la maison pour la première fois. Elle ne quitte des yeux la route ou les rétroviseurs que pour me lancer des regards furtifs. Elle s'assure que je vais bien.

Je ne me suis jamais senti aussi bien.

D'accord, j'exagère. Pas depuis le 19 mai, ça c'est sûr. Pas depuis que ma vie a été bouleversée. La campagne, les oiseaux et les maisons défilent derrière la vitre ; je suis tellement heureux d'être à nouveau assis, et pas allongé à l'arrière d'une ambulance. Je ne remarque presque plus la présence de ma couche, ou la sonde enroulée sous ma chemise.

Je suis en voiture avec ma femme, et c'est le bonheur.

Lors de ma précédente visite, j'étais arrivé sur le dos et les yeux rivés au ciel, mais ça ne m'a pas empêché de reconnaître la vue imposante de l'hôpital Queen of the

Valley. Presque quatre mois jour pour jour après qu'ils m'avaient sauvé la vie, j'étais de retour pour, l'espérais-je, la dernière étape de mon traitement. La fin du voyage en ce qui concernait la thérapie en établissement de soins.

Comme son nom le suggère, le service de rééducation et de réadaptation a pour rôle de préparer les patients à la vie hors des murs d'un centre médical. Care Meridian avait amorcé ce processus, mais pour la suite (et la fin), Queen of the Valley prenait le relais. Heureusement, j'étais déjà relativement en bonne voie. J'arrivais avec de la mobilité dans tous mes membres, et une certaine capacité à marcher, parler et manger. Ils allaient concentrer leurs efforts sur ces trois domaines.

Comme tout le reste dans le système de santé aux États-Unis, on en revenait toujours à la question de l'argent. Mon assurance couvrirait un séjour de quinze jours, mais seulement à condition que je montre une amélioration de vingt-cinq pour cent à la fin de la première semaine. Je n'avais aucune idée de la façon dont ils se proposaient de mesurer ça, mais j'ai compris qu'ils n'hésiteraient pas à se défiler si je leur en donnais l'occasion.

À moi de travailler dur pour que cela ne se produise pas.

Mon admission à Queen of the Valley ne s'était pas faite sans mal. Lili avait dû batailler, à cause d'une pénurie de lits, exactement comme lors de ses tentatives pour me faire transférer hors du Centre. Heureusement pour elle, le médecin qui dirigeait le service de rééducation était une vieille connaissance, du temps où elle avait été infirmière à l'hôpital. Elle s'était adressée directement à lui, court-circuitant l'administration.

Marcher sans aide jusqu'à ma chambre restait hors de ma portée ; un brancardier est donc venu me chercher avec un fauteuil roulant. Alors que nous sortions de l'ascenseur, je me suis figé. Huit gardes armés – au moins – étaient postés devant plusieurs portes le long du couloir.

Ils ne plaisantent vraiment pas avec la sécurité.

J'ai bientôt appris que ces hommes n'étaient pas là pour protéger les patients. Le Queen of the Valley a l'honneur d'accueillir des détenus de la centrale de Vacaville et de San Quentin, deux prisons de haute sécurité locales. Vu la pénurie de lits, j'ai été soulagé de constater qu'on m'avait attribué une chambre double pour moi tout seul. La compagnie d'un assassin n'avait rien de réjouissant pour personne, mais pour un ex-flic, la situation aurait probablement été pour le moins gênante – « Hé, je vous connais, non ? »

Gardes ou pas, j'allais sans doute rapidement devoir apprendre à ne dormir que d'un œil.

Non content d'avoir à ma disposition deux fois plus d'espace que je ne m'y attendais, je bénéficiais d'une salle de bain attenante. Et il ne m'a pas fallu longtemps avant d'éprouver le besoin d'aller aux toilettes. À Care Meridian, je ne serais jamais arrivé au bout du couloir à temps, mais à présent, si quelqu'un me prêtait main-forte pour sortir du lit, j'étais capable d'utiliser le déambulateur pour entrer dans la petite antichambre et faire pipi debout pour la première fois depuis le 20 mai. Le simple acte d'uriner sans aide m'a procuré une satisfaction inimaginable. Mais quelque chose d'autre m'a donné encore davantage de plaisir : pouvoir fermer la porte derrière moi et être seul. J'ai trouvé délicieusement libérateur d'avoir enfin un peu d'intimité et de ne pas devoir compter sur autrui, même pour un laps de temps très court.

Je pourrais rester là toute la journée...

Cette sensation de liberté m'a encouragé à redoubler d'efforts pendant mon séjour au Queen of the Valley.

L'indépendance devait être mon objectif, dans autant de domaines que possible.

Après le Centre et Care Meridian, je savais à quoi m'attendre. Et, sans surprise, on m'a bientôt fait faire le tour des installations où l'on m'a présenté à différents thérapeutes. S'ils étaient aussi compétents que l'équipe de Care Meridian, je serais en de bonnes mains. En cette fin d'après-midi, il était trop tard pour faire quoi que ce soit, à part me familiariser avec le programme qui m'attendait dès le lendemain. Il prévoyait deux séances quotidiennes de physiothérapie et ergothérapie d'une demi-heure – un format plus court justifié par l'intensité des efforts exigés. Seules mes séances d'orthophonie dureraient une heure.

Mike, le physiothérapeute en chef, était clairement taillé dans la même étoffe que Dennis. Avec son collègue John, il m'a fait subir un test préalable de mes capacités. Puis il m'a promis qu'il allait oublier tout ce que je *pouvais* faire pour se concentrer sur ce que, d'après lui, je *devrais* pouvoir faire.

« Vous vous sentez d'attaque ?

— Je suppose.

— Alors, allons-y. »

Mike a commencé par remplacer mon déambulateur grand format par un modèle standard. Le mouvement restait le même, mais la pression sur mes poignets et mes mains a été multipliée par dix. Naturellement, j'ai transféré sur mes jambes le poids que je ne pouvais plus supporter avec mes bras. Et ainsi, d'un seul coup, je me suis retrouvé à faire travailler davantage mes quatre membres.

La marche était au cœur du programme de Mike. Nous avons d'abord couvert le moindre centimètre des parties communes de l'étage où se trouvait le service de rééducation. Puis nous sommes sortis et avons mis la barre plus haut. L'allée qui partait de l'entrée principale descendait en pente majestueuse, mais Mike m'a assuré que c'était dans mes cordes. Arrivé en bas, j'étais épuisé. Mais tourner et remonter vers l'hôpital m'a achevé – et m'a semblé prendre une éternité.

En plus d'améliorer ma mobilité générale, Mike s'était fixé plusieurs objectifs très précis. J'étais fier de réussir à aller aux toilettes sans aide, mais j'avais toujours besoin de quelqu'un pour sortir du lit. Mike m'a donc installé sur un banc capitonné et m'a fait faire une série d'exercices conçus pour reproduire les mouvements nécessaires afin de me lever par mes propres moyens. Comme je l'ai dit, mon séjour dans ce service n'avait pas pour but de me retaper complètement, mais de me permettre d'affronter les difficultés que je rencontrerais au quotidien, une fois de retour à la maison où j'aurais tout le loisir de travailler sur le reste.

De retour à la maison ! Rien que de penser à notre petit pavillon sur East Avenue, j'en avais le frisson. Étais-je d'un optimisme naïf ? Avais-je réellement une chance de revoir Alta Heights ?

J'en étais persuadé. À condition de ne pas ménager mes efforts. Je devais y croire.

En me concentrant sur cette idée, je me suis forcé à faire tout ce que Mike et John exigeaient, et même plus. Après qu'ils m'eurent montré les poids libres et le vélo couché en salle de rééducation, j'ai demandé à m'entraîner en dehors de nos séances. Je ne laisserais aucune compagnie d'assurance me dire que je ne méritais pas de rester une semaine de plus.

J'étais tout aussi enclin à faire les exercices imaginés par mon ergothérapeute, Paul. Sa priorité : me rendre à nouveau accessibles les gestes du quotidien. Ainsi, plutôt que de venir avec je ne sais quel gadget high-tech pour parfaire mes capacités motrices fines, il m'a apporté une vis et un écrou. J'ai éprouvé les plus grandes difficultés à associer les deux avec ma main gauche. Les tenir simplement entre les doigts et le pouce de la droite s'est d'abord révélé presque impossible. Et pourtant, à force de les retourner sans cesse pendant mes heures de solitude, mes efforts ont fini par payer.

Néanmoins, à travailler trop dur sans supervision, je courais le risque de m'épuiser. Pour éviter cela, une infirmière venait me piquer le bout du doigt toutes les six heures, afin de prélever un échantillon de sang qui servirait à mesurer mon taux de sucre. C'était déjà bien assez agaçant pendant la journée, mais j'étais d'autant plus contrarié la nuit quand je me réveillais en voyant l'aiguille sortir de ma peau. En même temps, je n'étais pas à l'hôtel.

Melanie Romain, mon orthophoniste, était sans doute le membre le plus important de mon équipe de rééducation. À ce stade, à part mes couches, le tube qui s'enfonçait dans mon estomac était le seul signe visible qui témoignait encore de mon état de santé précaire. Melanie avait en partie pour mission de m'en débarrasser le plus vite possible. Pour cela, j'avais besoin de renforcer les muscles de ma gorge et de développer ma capacité pulmonaire. Elle avait prévu des exercices pour les deux, même si l'un prêtait bien plus à controverse que l'autre. En attendant, je continuerais à m'alimenter essentiellement par l'intermédiaire de la sonde, avec quelques compléments par la bouche, dans la mesure du possible.

Pour augmenter la puissance de mon souffle, Melanie m'a apporté quelques petites boules d'ouate sur un plateau qu'elle a posé sur mes genoux. Puis elle m'a tendu une paille et m'a dit :

« Essayez de souffler assez fort pour les faire tomber. »

Ça semblait facile. Ça n'avait pas l'air bien sorcier. Mais en étais-je capable ? Pas évident du tout. Au début en tout cas. Après plusieurs mois d'inaction de ma trachée, mon souffle était vraiment faiblard.

Il me restait du chemin à faire, mais ma déception a été vite balayée par la frayeur que m'a inspirée l'électrostimulateur que Melanie m'a enroulé autour du cou pour faire travailler les muscles de ma gorge. En théorie, l'utilisation de cet engin devait permettre de renforcer mes capacités musculaires de manière plus dynamique que le simple fait de parler ou de respirer. Je mentirais en disant que j'ai trouvé cette expérience agréable, surtout quand le voltage était au maximum de ce que j'estimais supportable, mais je n'ai pas eu mal. Et même dans le cas contraire, je ne me serais pas plaint. J'avais trop confiance en Melanie pour ça.

L'approche scientifique avait clairement ses faveurs. Avant qu'elle ne s'attaque à l'amélioration de mon alimentation, on m'a conduit au service de radiologie où l'on m'a fait avaler un petit morceau de banane écrasée contenant du sulfate de baryum. Alors qu'il passait dans l'œsophage, Melanie et ses collègues ont ainsi pu suivre sa progression. J'ai eu de la chance qu'elle ait pensé à prendre cette précaution qui lui a permis de constater que le morceau de banane se dirigeait également vers ma trachée, une voie que les muscles de ma gorge auraient dû condamner. Si j'avais tenté d'avaler quelque chose de plus solide, j'aurais eu de gros problèmes. Melanie a donc dû patienter encore un peu pour modifier mon régime. J'ai commencé par un mélange désormais familier (yaourt et banane), avant de passer au thon avec quelques petits légumes et une salade d'œufs.

J'ai accompli tant de choses en une semaine que je n'ai pas été surpris que ma compagnie d'assurance estime que j'avais rempli le critère des vingt-cinq pour cent d'amélioration, me donnant le droit de prolonger mon séjour. Par la suite, j'ai continué à progresser à un tel rythme que j'ai reçu une nouvelle pour le moins étonnante à la fin de la deuxième semaine.

« Nous avons décidé de vous garder une semaine de plus, m'a annoncé le médecin. Tâchons de faire le maximum au cours des sept jours à venir pour vous renvoyer chez vous.

— Message reçu cinq sur cinq, ai-je répondu. Dites-moi ce que j'ai à faire. »

Au cours de cette période, nous avons avancé à pas de géant dans tous les domaines. Après un autre examen au baryum, Melanie m'a demandé :

« Qu'est-ce qui vous ferait plaisir ? »

Je n'ai même pas eu à réfléchir.

« Je tuerais pour un cheeseburger.

— D'accord. Et un cheeseburger, un ! »

J'ai été tellement stupéfait à la vue de mon péché mignon en matière de fast-food que je ne me suis même pas demandé si j'allais pouvoir l'avaler. Une demi-heure plus tard, le sac en papier était vide et Melanie souriait. Le lendemain, j'ai à nouveau été gâté : elle m'a apporté une part de tarte au chocolat et au beurre de cacahuète faite maison, que j'ai mangée sans difficulté. Melanie a alors déclaré que j'étais prêt pour l'étape suivante.

« Maintenant, à votre tour de faire la cuisine. »

J'étais déjà pas mal en avance sur le calendrier de ma rééducation. Melanie m'a expliqué que pour prouver que j'étais capable de retourner vivre dans le monde extérieur, je devrais préparer un repas pour l'équipe soignante – à partir de zéro. Après m'avoir donné de l'argent, Paul m'a conduit dans une épicerie et a fixé à mon fauteuil roulant un chariot de courses pour personnes à mobilité réduite. Puis, toujours avec Paul à mes côtés mais sans son aide, j'ai fait le tour des rayons à la force de mes bras, réunissant tous les ingrédients nécessaires pour ma recette de petits pains de viande. De retour à la cuisine du service de rééducation, j'ai haché les oignons et les poivrons rouges, assaisonné la viande et me suis mis aux fourneaux – sans quitter mon fauteuil. Une heure plus tard, j'ai reçu les félicitations d'une demi-douzaine de convives aux visages satisfaits.

Avec mon fauteuil roulant qui tenait toujours une place tellement importante dans ma vie et la fin de mon séjour qui se précisait, Mike s'est mis à concentrer ses efforts sur mes jambes. Son approche était légèrement moins scientifique que celle de Melanie, mais il n'en a pas moins obtenu des résultats impressionnants. J'étais derrière mon déambulateur quand il s'est assis dans un fauteuil de bureau en me tendant l'extrémité d'une corde qu'il tenait dans sa main et m'a demandé de le tirer vers la porte. J'ai mis une éternité à le faire bouger ; j'ai même vérifié que son fauteuil était bien doté de roulettes. Mais tout d'un coup, il s'est mis à avancer, petit à petit. Nous étions partis. Quelle sensation incroyable. Bien sûr, je n'aurais jamais besoin de tirer qui que ce soit dans un fauteuil une fois rentré chez moi, mais je comprenais pourquoi Mike m'avait poussé à le faire. J'ai éprouvé un sentiment de satisfaction prodigieux. J'avais l'impression d'être l'homme le plus fort du monde en train de tirer un 747.

Pendant ce temps, pour Paul, les défis particuliers que présentait mon domicile sont devenus une priorité. Et pour s'en faire une idée, il n'existait qu'une méthode : venir jeter un coup d'œil sur place. C'est ainsi qu'un après-midi, il est allé à Alta Heights.

Et il m'a emmené !

Alors que nous ralentissions dans East Avenue, j'ai eu du mal à contenir mon émotion. Quand Paul a tourné dans l'allée, je me suis rappelé la dernière fois que j'avais fait la même chose, sur ma Harley, par ce bel après-midi ensoleillé du mois de mai – une éternité. Avec un soupir, je me suis dit que, pour moi, la moto appartenait au passé. Mais il a suffi que j'aperçoive ma maison pour retrouver le moral.

« Je n'ai jamais pensé que je reverrais cet endroit un jour, ai-je dit, alors que Paul me hissait hors de la voiture.

— Il faudra vous y faire : bientôt, vous le verrez tous les jours », a-t-il répondu en riant.

Il était venu pour compter le nombre de marches que j'aurais besoin de monter pour entrer dans la maison (cinq) et aussi pour identifier tout autre obstacle potentiel, comme le fait que la salle de bain n'était équipée que d'une baignoire munie d'un pommeau de douche avec un support, et non d'une cabine séparée. Mais une seule pensée monopolisait mon esprit : *Je suis rentré. Pour de bon.*

Paul, sentant que j'étais très ému, m'a demandé si je souhaitais rester un peu, une fois qu'il aurait terminé.

« Lili pourra vous ramener plus tard. Ça ne me gêne pas. »

J'aurais pu le serrer dans mes bras. Il n'imaginait probablement pas le cadeau qu'il venait de me faire, ce que représentait pour moi la possibilité de m'asseoir dans mon salon en compagnie de ma femme, entouré de mes livres. J'en ai savouré chaque instant.

J'ai une telle chance d'être là.

Tout comme j'avais de la chance d'avoir des gens comme Paul à mes côtés. De retour au service de rééducation, j'ai entamé un programme intensif d'exercices sur le simulateur d'escalier. Comme le nôtre avait cinq marches, Mike ne m'a pas lâché tant que je n'ai pas été capable d'en gravir six sans m'arrêter en chemin. De la même façon, ils sont parvenus à recréer la hauteur exacte et l'agencement de ma baignoire, afin que je puisse m'entraîner à y entrer et en sortir, et à utiliser la douche en position assise. L'attention portée au moindre détail était incroyable. À la fin de la semaine, il m'a semblé qu'ils n'avaient absolument rien oublié.

Bien sûr, travailler sur des simulations était une chose. À la maison, avec une vraie baignoire remplie d'eau, ce serait une tout autre histoire. Et je ne doutais pas que la montée du perron me donnerait l'impression d'escalader l'Everest. Étais-je réellement prêt ? Étais-je prêt à affronter de nouveau le monde extérieur ?

Il n'y avait qu'une façon de le vérifier.

21

Tout ça pour moi ?

La pelouse semble avoir soif. Il faudra penser à tailler les rosiers pour l'hiver. Il y a plus de feuilles dans l'allée que sur les branches du chêne. Et tant de choses à faire. Pourtant, je suis aux anges.

Je serais heureux, même si le chêne était tombé. Tout ce qui me rappelle que je suis à nouveau chez moi me remplit de bonheur.

À la maison. Définitivement.

Je n'avais pas osé imaginer ce jour, même dans mes rêves. J'étais rentré. Avec Lili, prêt à commencer la prochaine étape de notre vie ensemble.

Alors, pourquoi avais-je aussi peur ?

Quitter le cocon du système de santé n'était pas si facile. On était le 9 octobre 2009. Pendant près de cinq mois, j'avais été entouré par les meilleures ressources médicales que l'argent (de mon assurance) pouvait m'offrir. J'avais eu des gens à ma disposition pour m'aider à respirer, à faire pipi, à avaler. Des équipes de professionnels expérimentés avaient suivi mes progrès et s'étaient occupées de ma rééducation tout en me prodiguant des encouragements. Maintenant, je ne pouvais plus compter que sur une personne – et seulement parce que je l'avais épousée.

Lili avait tout de même une alliée de poids en la personne de Melanie Romain. La qualité des soins qu'elle m'avait dispensés au service de rééducation m'avait décidé à engager l'orthophoniste à titre privé dès mon départ de Queen of the Valley, pour qu'elle poursuive son action à domicile.

Au jour le jour, c'était une autre Melanie, ma fille la plus jeune, qui, en alternance avec une aidante professionnelle nommée Reina, s'occupait de moi de sept heures du matin à sept heures du soir. Lili rentrait de son travail à cinq heures et demie, ce qui lui laissait un peu de temps pour souffler avant de prendre le relais. Tout le monde se mettait en quatre pour que je sois bien.

Je dois tant à Melanie. Pour s'occuper de moi, elle a déménagé en Californie avec toute sa famille. Je n'ai pas eu à le lui demander. En fait, je n'ai même pas eu voix au chapitre. Elle a décidé ça sans me consulter. Et pas question de revenir dessus.

Mais pendant que je menais une vie somme toute confortable, Lili ne savait soudain plus où donner de la tête. Avec la sonde toujours reliée à mon estomac, je ne pouvais pas dormir dans notre lit ; elle a donc dû commander un lit d'hôpital, avec barrières sur les côtés et roulettes, et l'a installé au salon. Je suis sûr qu'elle appréciait le fait que le long trajet jusqu'à Care Meridian appartienne au passé, mais je ne pouvais m'empêcher de me sentir coupable devant nos meubles entassés pêle-mêle.

Non pas que Lili ait dit quoi que ce soit à ce sujet. En fait, je ne l'ai jamais vue sans le sourire aux lèvres. Je connaissais ce sentiment. Cinq mois plus tôt, nous avions tous deux eu à faire face à la perspective que ma vie (et celle de notre couple) soit terminée. Chaque jour qui s'était écoulé depuis avait été marqué par un progrès, petit ou grand. Nous étions conscients de notre chance. Quelles que soient les tribulations que nous réservait l'avenir, elles n'étaient rien comparées au chemin que nous avions déjà parcouru.

Et pourtant, au bout de quatre semaines de « déambulations » dans la maison, j'ai commencé à perdre patience. À quoi bon pouvoir aller aux toilettes sans aide si mon déambulateur m'empêchait toujours de fermer la porte derrière moi ? Un week-end où Lili n'était pas de garde, je lui ai dit :

« J'en ai ma claque de ce truc. Il file à la remise.

— Tu es sûr ? m'a-t-elle demandé.

— Plus que je ne l'ai jamais été de quoi que ce soit. J'en ai juste encore besoin pour une dernière chose. »

Cet après-midi-là, Lili m'a conduit dans un magasin où j'ai fait l'acquisition d'une bonne canne. De retour à la maison, elle a traîné le déambulateur dans la remise, selon mon souhait – et je n'ai plus eu un regard pour lui depuis.

À l'instar de mes premiers pas avec un déambulateur, l'usage d'une canne a représenté un grand bond en avant. Ça n'a pas été sans peine ; comme je ne pouvais plus compter que sur un bras pour me soutenir, j'ai dû travailler mon équilibre. Fort heureusement, la maison ne manquait pas de surfaces contre lesquelles m'appuyer, si nécessaire. En outre, j'avais au moins appris une chose au cours des derniers mois : j'avais besoin d'un objectif pour avancer.

Cette semaine-là, je ne me suis pas seulement débarrassé du déambulateur. Lors de ma visite hebdomadaire, mon médecin m'a demandé comment ça allait du point de vue alimentaire.

« Plutôt bien, en fait. Mon travail avec Melanie Romain y est pour beaucoup.

— Vous serez prêt pour Thanksgiving, alors ? »

J'ai ri. Il n'y a pas si longtemps, je pensais avoir sans doute vécu mon dernier Thanksgiving. Cette année, même si je ne parvenais à avaler qu'une lamelle de dinde, je la savourerais comme jamais auparavant.

« La fête sera probablement plus belle sans cette sonde, a ajouté le médecin. Et si on vous l'enlevait ? Qu'est-ce que vous en dites ? »

Ce que j'en dis ? Ça risque de me faire un mal de chien, ça au moins, j'en suis sûr.

J'ai attendu la suite, mais au lieu de me proposer une date pour l'opération, il a simplement glissé le bras sous ma chemise et a tiré d'un coup sec. Quelques secondes plus tard, il tenait la totalité du tube enroulé autour de son poing et une infirmière collait un grand pansement sur ma peau, à l'endroit où le trou était apparent. Je n'avais pas eu mal du tout. Au contraire, même : le fait de voir la sonde dans la main du médecin a provoqué en moi une puissante décharge d'adrénaline.

Ça y est. La dernière pièce du puzzle est en place.

Une fois rentré, j'ai attendu avec impatience l'heure du coucher. Seule cette sonde m'avait tenu à l'écart du lit conjugal. Sans elle, Lili et moi pouvions au moins recommencer à mener une vie normale. Malheureusement, au moment où j'ai voulu m'allonger, je me suis aperçu d'un autre problème.

« J'ai mal au dos, Lili. »

J'avais été calé dans un lit à un angle de trente-cinq degrés pendant si longtemps que le simple fait de m'étendre complètement à plat me faisait souffrir le martyre. J'ai eu beau m'obstiner, j'ai dû finir par admettre que, pour l'instant, il me faudrait continuer à dormir dans un lit d'hôpital dont nous réduirions progressivement l'inclinaison au cours des semaines suivantes.

Mais ce revers, bien qu'irritant, n'était rien comparé à tout ce que j'avais déjà enduré. Et puis j'avais à me soucier de problèmes plus urgents.

La canne que j'avais achetée avait été payée avec mon argent. Je finançais l'orthophoniste et l'aidante qui se déplaçaient toutes les deux à domicile avec mes propres deniers (heureusement, ma fille Melanie ne m'envoyait pas de facture). En plus de ça, mon assurance n'avait couvert que quatre-vingts pour cent du traitement dont j'avais bénéficié à Care Meridian ; il me restait donc à honorer un cinquième d'une addition plutôt salée. Ç'aurait pu être bien pire – par exemple, mon séjour initial aux soins intensifs avait coûté 250 000 $, somme que mon assurance avait entièrement prise en charge –, mais je n'étais toujours pas en position de payer tout en gardant de quoi vivre. En faisant les comptes, je me suis aperçu que j'étais dans le rouge de 15 000 $.

Ce sont mes filles qui ont trouvé la solution. Un jour qu'elles me rendaient visite, Melanie et Shannon m'ont parlé de leur idée d'organiser un repas de bienfaisance pour m'aider à payer mes factures. Spaghettis à volonté pour 10 $. Elles espéraient réunir 1 000 $. J'étais si fier d'elles, surtout quand elles m'ont expliqué que ce n'était qu'un début, et qu'elles avaient l'intention de répéter ce genre d'opération pour collecter autant d'argent que possible.

« Toute aide de votre part sera la bienvenue, les filles. »

Afin de maximiser le montant des recettes du premier repas, elles ont mis à contribution tous nos amis communs pour qu'ils sondent leur entourage sur l'intérêt potentiel d'une initiative de ce genre. Je pense que personne ne s'attendait au succès rencontré. Une des personnes qui en avaient entendu parler – un homme d'affaires du nom de Gary Thompson – a été tellement enthousiasmée par cette idée qu'il a pris contact pour nous demander si son engagement pouvait aller au-delà de sa participation au repas. Avec la bénédiction de mes filles, il a mis ses impressionnants talents d'entrepreneur au service de ma situation et notre petite « opération spaghettis » a soudain pris une ampleur imprévue.

Le 2 novembre, soit moins d'un mois après ma sortie du Queen of the Valley, j'étais assis chez moi, entièrement habillé, dans l'attente du bruit de la Mustang de Lili dans l'allée. C'était un lundi, et je savais qu'une soirée venait de commencer dans la grande salle de réception des caves Artesa. En fait, ce n'était pas une soirée ordinaire, mais un événement destiné à lever des fonds. Pas pour un candidat à la présidentielle. Pour moi.

J'ignorais comment Gary s'y était pris, mais on lui avait permis de disposer gratuitement de la salle ce soir-là ; il avait aussi persuadé quelques restaurants incroyables d'offrir les repas et recruté des dizaines de volontaires pour s'assurer que tout se déroule sans anicroche. Il avait également organisé une vente aux enchères silencieuse dotée de prix étonnants – un séjour à Hawaii pour six personnes, des réservations dans des restaurants chics… – et engagé un orchestre. En plus, il faisait payer 50 $ l'entrée – chaque penny venant alimenter la caisse destinée à régler mes frais de santé.

Malheureusement, je n'ai pas eu la force de rester jusqu'au bout, mais, devant la mobilisation de tant d'amis, de proches et même de parfaits inconnus, je me devais de faire une apparition. En route pour les caves Artesa, Lili m'a décrit l'ampleur qu'avait prise l'événement. J'étais incrédule, mais elle m'a juré qu'elle n'exagérait pas.

Quand nous sommes arrivés, à la seconde où je suis entré dans cette salle, j'ai été soufflé. Des gens par centaines mangeaient, riaient, dansaient et s'amusaient follement. L'espace d'un instant, je me suis figé sur ma canne.

Je ne suis pas au bon endroit. Tout ça pour moi ? Ce n'est pas possible.

J'ai regardé Lili qui a haussé les épaules, comme pour me dire « Je t'avais prévenu », mais je suis sûr qu'elle aussi devait trouver ça bizarre. À ce moment-là, je pense que nous avons tous les deux envisagé de battre discrètement en retraite.

« Hé, regardez, Rich est là ! »

Trop tard. J'aurais reconnu la voix de Keith Reuter entre mille. J'étais repéré. Plus moyen de faire machine arrière.

J'ai bien vu que Keith mourait d'envie de se précipiter vers moi, mais il a suffi d'un regard de Lili pour que tout le monde garde ses distances. Heureusement, avec l'orchestre qui jouait à fond, seules les tables près de la porte se sont aperçues de ma présence, mais même ainsi, les regards et les salutations de trente ou quarante personnes avaient quelque chose d'intimidant.

Je suis resté environ une demi-heure, assis et cerné. Des mois de visites à l'hôpital ne m'avaient pas préparé à ça, et bien que les visages qui m'entourent appartiennent aux gens qui m'étaient les plus chers, je n'avais qu'une hâte : me sauver. Mais avant cela, je me suis aperçu que l'orchestre avait cessé de jouer. Quelqu'un avait dû glisser un billet au chanteur, parce qu'il informait la salle de l'arrivée d'un invité de marque.

Oh, bon sang...

J'ai vraiment eu l'impression de partir comme un voleur, mais je n'avais pas le choix. En tout cas, prendre congé sous les acclamations et les encouragements d'une foule de gens merveilleux est une expérience que je recommande sans réserve. J'en ai été grisé pour le reste de la soirée. Et le lendemain matin, je me suis demandé si je n'avais pas rêvé.

J'étais tellement stupéfait par cette vague de soutien moral que j'ai complètement oublié la raison initiale de l'organisation de cette soirée. Gary Thompson est passé me voir environ une semaine plus tard, et j'ai d'abord pensé qu'il me donnait simplement l'occasion de le remercier en personne. Quand il a sorti un chèque fait à mon ordre, je me suis presque évanoui.

20 000 $.

Il n'y a pas de mots pour exprimer ce que j'ai éprouvé à ce moment-là. Je connaissais à peine cet homme qui n'était, au mieux, que l'ami d'un ami, et pourtant, il avait tant fait pour moi.

« Comment pourrais-je jamais vous remercier, Gary ?

— Continuez à vous remettre, Rich. C'est tout ce qu'on vous demande.

— Vous pouvez compter sur moi, Gary. Je vous le promets. »

Épilogue

Vous avez beaucoup de chance

J'ai tenu ma promesse à Gary. J'ai essayé, en tout cas. Sept semaines après la fameuse collecte de fonds, Lili et moi dînions tranquillement en ce jour de Noël. Ma canne avait rejoint le déambulateur dans la remise. Depuis que je dormais à nouveau très bien dans mon lit, le salon avait repris son apparence normale. Les médecins du Queen of the Valley estimaient que j'avais retrouvé quatre-vingt-quinze pour cent de mes capacités, et en un temps record.

Mais l'histoire ne s'arrête pas là.

L'année d'après, je luttais toujours pied à pied, jour après jour, pour regagner davantage d'indépendance, quand, le 4 juillet 2010, j'ai éprouvé une sensation familière. Deux fois, en fait. Une visite à l'hôpital a confirmé mes craintes. J'avais eu deux « mini-AVC ». Ça n'aurait été une bonne nouvelle pour personne, mais avec mes antécédents, ça ressemblait fort au coup de sifflet final.

Un neurologue m'a fait asseoir dans son cabinet et m'a dit :

« J'ai étudié votre dernier scanner et il apparaît que votre artère basilaire est complètement bouchée. Le sang ne remonte plus à l'arrière de votre cerveau. »

Il aurait aussi bien pu me dire : « Vous n'en avez plus pour longtemps. »

C'était d'ailleurs ce que toutes les personnes présentes dans la pièce – moi, Lili, Melanie et Shannon – ont compris. Après tout ce que nous avions enduré pour venir à bout du premier caillot, c'était juste trop dur. Il y a eu des pleurs, des mots échangés. Nous avons perdu tout espoir.

En me prévenant que mes chances de survie étaient, une fois de plus, proches de zéro, on nous a tout de même recommandé de consulter une neurochirurgienne. Elle s'est montrée à peine plus optimiste.

« Soit votre artère basilaire est bouchée, soit elle est affaissée. Une angiographie nous permettra d'y voir plus clair. Dans la deuxième hypothèse, nous pouvons réparer. En revanche, si elle est bouchée, je crains que les choses s'annoncent plutôt mal. »

En d'autres mots, je suis fichu.

L'attente des résultats de l'angiographie m'a donné l'impression d'être dans le couloir de la mort. Mon exécution n'était plus qu'une question de temps.

La chirurgienne est enfin revenue.

« J'ai une bonne et une mauvaise nouvelle, a-t-elle annoncé. La mauvaise, d'abord : votre artère basilaire est complètement bouchée. »

Ressentant le besoin de prouver ses dires, elle nous a montré les radios. Je n'ai pas vraiment compris ce que je regardais, à part qu'il s'agissait de mon arrêt de mort. J'ai carrément oublié qu'elle m'avait aussi promis une bonne nouvelle.

« Néanmoins, a-t-elle poursuivi, pointant du doigt une ligne sombre sur la feuille plastifiée, vos artères carotides de chaque côté du cou se sont ramifiées.

— Qu'est-ce que ça signifie ? a demandé Lili en notre nom à tous.

— Ça veut dire qu'elles évitent le caillot et alimentent directement en sang l'arrière de votre cerveau. Je suis incapable d'expliquer comment ça a pu se produire, mais c'est la raison pour laquelle vous êtes toujours en vie. »

Je n'arrivais pas à y croire. Encore un miracle. Un an plus tôt, j'étais revenu d'entre les morts, et maintenant j'avais survécu à deux nouvelles attaques. Chacun de ces mini-AVC aurait dû me tuer.

« Vous avez beaucoup de chance, Richard.

— J'en ai conscience, docteur, croyez-moi. »

Et pas seulement à cause de ma santé. Certes, j'étais un ressuscité ambulant. Oui, j'avais fait mentir les statistiques – plusieurs fois. Mais j'étais simplement heureux, parce que j'avais une merveilleuse raison de vivre. En frôlant la mort, j'avais rapproché Lili, Shannon, Melanie et Michelle – les quatre personnes qui comptaient le plus à mes yeux, plus soudées que jamais. Melanie avait même déménagé avec toute sa famille pour être plus près de moi. J'étais un homme comblé.

Au moment où j'écris ces lignes, trois ans plus tard, rien n'a changé. Officiellement, je fonctionne toujours à quatre-vingt-quinze pour cent de mes capacités, mais – vous savez quoi ? – ça me va très bien. J'ai repris le sport, je me rends partout à vélo et, globalement, je suis aussi actif que je ne l'ai jamais été. Parfois, je trébuche sur un mot ou deux, mon équilibre est un peu plus précaire qu'avant et je pleure beaucoup plus facilement. Mais à part ça, on ne devinerait jamais que j'ai eu trois attaques et que j'ai regardé un médecin conseiller à ma femme de me débrancher.

Tout le monde n'a pas ma chance. Au contraire, même. La liste de celles et ceux qui ont émergé du syndrome d'enfermement est microscopique, et l'espérance de vie de celles et ceux qui restent prisonniers de leur corps, terriblement courte. Néanmoins, grâce à la détermination de plusieurs malades, la connaissance de ce syndrome progresse lentement.

En 2012, au Royaume-Uni, un homme incroyablement courageux, Tony Nicklinson, a perdu son long combat juridique pour l'euthanasie, sept ans après que cette maladie l'eut enfermé dans son propre corps. Dans une ultime manifestation d'indépendance, il a entamé une grève de la faim ; en août de la même année, il a enfin trouvé la paix qu'il appelait de ses vœux. De manière remarquable, sa famille continue à mener campagne au nom de Tony, pour que les malades souffrant de syndrome d'enfermement aient la liberté de décider du moment de leur mort. Si j'avais été dans la situation de Tony, avec devant moi la perspective d'une vie entière assistée par des machines, je pense que j'aurais fait le même choix.

Je n'ai jamais rencontré Tony, mais je me suis fait un devoir de me mettre en rapport avec des malades pour leur montrer qu'il existait une autre voie. J'ai une amie à San Francisco, prisonnière de son propre corps depuis 2011. Elle n'a pas beaucoup progressé depuis, et sa famille a parfois du mal à croire qu'elle est toujours là. Mais je suis la preuve vivante qu'ils ne doivent jamais renoncer. Ils se servent déjà d'un tableau de communication et ils tentent de réunir la somme nécessaire pour un dispositif de synthèse vocale. Comme souvent dans le système de santé aux États-Unis, le manque d'argent est le principal problème.

Mais pas le seul : la pénurie d'informations est aussi un frein. Quand j'étais à l'hôpital, et plus tard au Centre et à Care Meridian, ma famille a dû écumer les librairies pour trouver des renseignements, mêmes minimes, sur ce qui pouvait l'attendre dans les mois à venir. Les nombreuses recherches sur Internet se sont révélées tout aussi frustrantes. C'est une des raisons qui m'ont poussé à écrire ce livre, que j'ai conçu comme un guide pour ceux qui veulent comprendre ce qu'on ressent quand on est le spectateur impuissant de sa propre vie, y compris aux yeux de ses proches.

Ce livre, je l'ai également écrit pour tous ces malades qu'on a « débranchés » suite à une erreur de diagnostic, parce qu'on les pensait en coma dépassé – des « légumes », comme on dit. Combien sont-ils ? Les médecins et les familles devraient y réfléchir à deux fois (trois fois, même) avant de commettre l'irréparable. Vérifier, revérifier, puis vérifier encore…

En définitive, je dois ma seconde vie aux si nombreuses personnes qui ont cru en moi. Ma femme et mes filles, bien sûr, les équipes médicales et les merveilleux thérapeutes à Queen of the Valley, au Centre et à Care Meridian. Mais aussi Gary Thompson et tous ceux qui m'ont prodigué leurs encouragements et ont réuni l'argent nécessaire à ma rééducation. Sans leur soutien indéfectible, je ne pense pas que j'aurais tenu le coup.

Parce qu'après tout la vie ne vaut la peine d'être vécue que si l'on y prend plaisir et que l'on n'est pas un fardeau pour ses proches. Heureusement, j'ai bien vite réappris à aimer la vie, et c'est toujours le cas aujourd'hui, grâce aux gens merveilleux qui m'entourent.

Juste pour vous donner un exemple de la chance que j'ai : quelques jours après la soirée caritative organisée en mon honneur, Keith et Pam Reuter m'ont rendu visite. Après avoir discuté de mes progrès et de la réussite de cet événement, ils ont mentionné sur un ton désinvolte qu'ils avaient enchéri sur plusieurs articles au cours de la vente silencieuse. Il s'est avéré qu'ils avaient remporté le gros lot – le séjour pour six personnes à Hawaii – et qu'ils avaient déjà invité un autre couple.

« Il nous reste donc deux places à pourvoir, a expliqué Keith. Ça vous dirait, Lili et toi ? Tu penses être en assez bonne forme pour nous accompagner ? »

Un voyage à Hawaii ? Avec mes amis les plus proches ? Si j'avais besoin d'une motivation supplémentaire pour me remettre, c'était fait. En septembre 2010, nous nous sommes envolés pour Hawaii.

Depuis, ça n'a fait qu'aller de mieux en mieux.

Remerciements

Je dois bien sûr remercier ma femme Lili et mes filles Michelle, Shannon et Melanie. Sans leur amour et leur soutien, je n'aurais jamais réussi à surmonter une telle épreuve. Je n'oublie pas David et Colleen Topper, ainsi que Keith et Pam Reuter : quels amis formidables. Les Topper et les Reuter m'ont régulièrement rendu visite à Care Meridian, malgré un trajet d'une heure en voiture. Steve Logan, mon ami depuis cinquante-cinq ans, a parcouru plus de mille kilomètres pour venir me voir en unité de soins intensifs quand il a appris que j'avais eu une attaque. Je dois également remercier Pat Sweigert et Angela Fontana, les amies de Lili, qui ont vraiment été là pour elle quand sa vie a été bouleversée. Les mots me manquent pour exprimer ma gratitude envers mon kinésithérapeute, Dennis, et mon ergothérapeute, Christine, à Care Meridian. Ils ont cru en ma capacité à guérir et m'ont aidé à y croire. Merci aussi à mes anges à Care Meridian, Margarita et Arthur, qui assistaient mon infirmière praticienne au quotidien avec beaucoup d'humour et d'attention. Merci à Melanie Romain, mon orthophoniste, qui m'a réappris à parler – elle a également droit à ma gratitude pour les cheeseburgers qu'elle m'a apportés en douce quand j'ai de nouveau été capable de manger quelque chose de solide.

Quatre personnes ont énormément contribué à ce que ce livre devienne une réalité. À ce titre, elles méritent un grand merci. Margo Sinclair Savell m'a encouragé à raconter mon histoire et a su ouvrir la porte qui a rendu cela possible. Amelia Hill, du *Guardian*, à Londres, a fait un papier sur moi et m'a ainsi permis de rencontrer mon agent, David Riding, de MBA Literary Agents, Ltd. David a lui aussi compris que j'avais besoin de raconter cette histoire, et il a mis en marche le processus de création de ce livre. Comme je ne suis pas un écrivain, il m'a présenté Jeff Hudson. Jeff m'a écouté, puis il a écrit ce livre en saisissant merveilleusement mes sentiments et mes émotions, comme s'il avait vécu toute cette expérience à mes côtés. Merci, Jeff. Tu es génial.

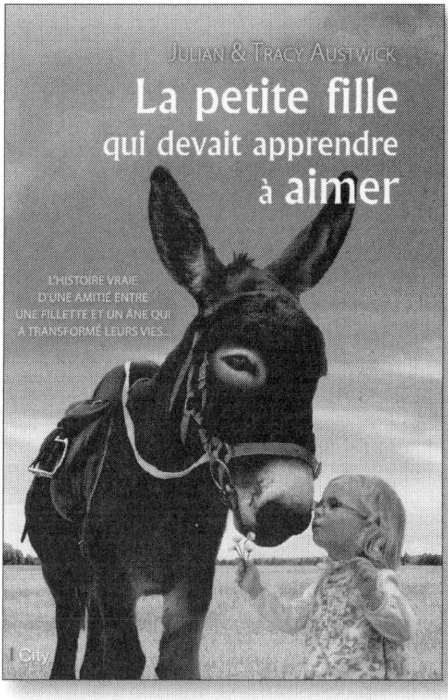

La petite fille qui devait apprendre à aimer

Julian et Tracy Austwick

« La première fois que Shocks, le petit âne, a vu Amber, il a baissé la tête pour qu'elle mette ses bras autour de son museau. C'était comme s'il avait perçu leurs souffrances réciproques. Comme deux êtres brisés s'aidant l'un l'autre… » Amber est née très prématurément au point que les médecins ne pensaient pas qu'elle survivrait. Après plusieurs opérations, le diagnostic est tombé : la petite fille sera lourdement handicapée, incapable de marcher, de parler et de nouer une relation affective. De son côté, Shocks a passé des années attaché à une corde dans une ferme en Irlande. Maigre, maltraité, il a été sauvé d'une mort certaine et placé dans un refuge. Quand Amber, alors âgée de 4 ans, rencontre Shocks, le coup de foudre est réciproque. Ces deux êtres blessés nouent une véritable amitié. Et un miracle se produit : en disant « Je t'aime » à son âne, la petite fille s'ouvre enfin à la vie…

L'histoire vraie d'une amitié entre une petite fille handicapée et un âne qui a transformé sa vie.

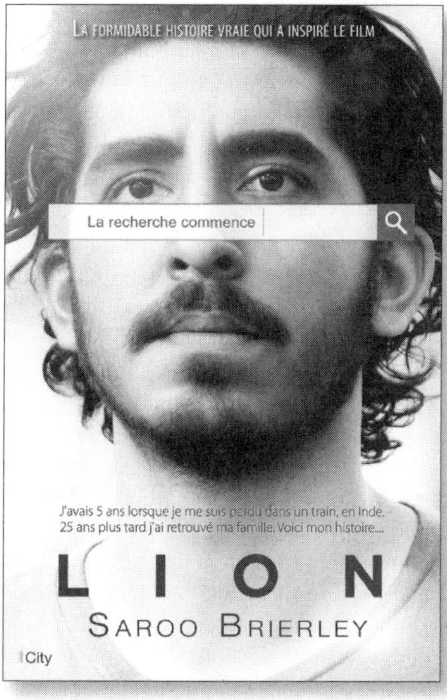

Lion

Saroo Brierley

C'est un jour comme un autre dans la vie de Saroo. Le garçon, âgé de cinq ans, est dans une gare du fin fond de l'Inde en train de ramasser quelques pièces lorsqu'il monte dans un train à quai. Le lendemain, Saroo se réveille à Calcutta. Dans l'immense ville, il est complètement seul, sans aucun papier. Il est recueilli par un orphelinat où, quelques mois plus tard, un couple d'Australiens va l'adopter. Saroo grandit, mais, depuis l'Australie, il pense toujours à sa famille biologique. Pendant 25 ans, il scrute les rues et les villages indiens sur Internet, à la recherche d'images familières. Et là, le miracle se produit… L'orphelin va alors se lancer dans un long voyage pour enfin retrouver sa mère et rentrer à la maison.

L'émouvante histoire qui a inspiré le film *Lion* d'un petit garçon qui, d'un continent à l'autre, a cherché sa mère pendant 25 ans.